W0262507

In die Sammlung von „Monographien aus dem Gesamtgebiete der Neurologie und Psychiatrie" sollen Arbeiten aufgenommen werden, die Einzelgegenstände aus dem Gesamtgebiete der Neurologie und Psychiatrie in monographischer Weise behandeln. Jede Arbeit bildet ein in sich abgeschlossenes Ganzes.

Das Bedürfnis ergab sich einerseits aus der Tatsache, daß die Redaktion der „Zeitschrift für die gesamte Neurologie und Psychiatrie" wiederholt genötigt war, Arbeiten zurückzuweisen nur aus dem Grunde, weil sie nach Umfang oder Art der Darstellung nicht mehr in den Rahmen einer Zeitschrift paßten. Wenn diese Arbeiten der Zeitschrift überhaupt angeboten wurden, so beweist der Umstand anderseits, daß für viele Autoren ein Bedürfnis vorliegt, solche Monographien nicht ganz isoliert erscheinen zu lassen. Es stimmt das mit der buchhändlerischen Erfahrung, daß die Verbreitung von Monographien durch die Aufnahme in eine Sammlung eine größere wird.

Die Sammlung wird den Abonnenten der „Zeitschrift für die gesamte Neurologie und Psychiatrie" und des „Zentralblatt für die gesamte Neurologie und Psychiatrie" zu einem Vorzugspreise geliefert.

Angebote und Manuskriptsendungen sind an einen der Herausgeber, Professor Dr. O. Foerster, Breslau, und Professor Dr. K. Wilmanns, Heidelberg, erbeten.

MONOGRAPHIEN AUS DEM GESAMTGEBIETE DER NEUROLOGIE UND PSYCHIATRIE

HERAUSGEGEBEN VON

O. FOERSTER-BRESLAU UND K. WILMANNS-HEIDELBERG

HEFT 45

DIE INNERVATION DER HARNBLASE

PHYSIOLOGIE UND KLINIK

VON

DR. MED. HELMUT DENNIG

ASSISTENT DER MEDIZINISCHEN KLINIK HEIDELBERG
PRIVATDOZENT FÜR INNERE MEDIZIN

MIT 13 ABBILDUNGEN

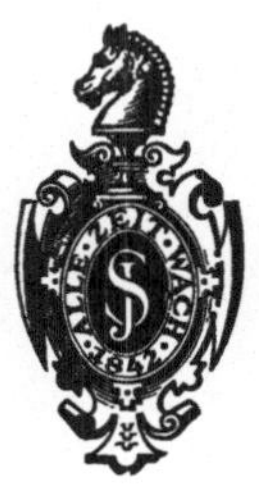

Springer-Verlag Berlin Heidelberg GmbH

1926

AUS DER MEDIZINISCHEN KLINIK HEIDELBERG

ISBN 978-3-662-34337-1   ISBN 978-3-662-34608-2 (eBook)
DOI 10.1007/978-3-662-34608-2

MEINEM VATER

Vorwort.

Als ich mich mit der Innervation der Harnblase beschäftigte, sah ich, wie schwer es ist, in den vielen sich oft widersprechenden Arbeiten sich zurechtzufinden und zu einer einheitlichen Anschauung zu kommen. So glaube ich, einem Bedürfnis entgegenzukommen, wenn ich mit der Veröffentlichung eigner Versuche zugleich eine Darstellung der gesamten Blaseninnervation gebe.

Die Literatur, die in früheren Monographien und zusammenfassenden Arbeiten von v. Frankl-Hochwart und Zuckerkandl (1898), von v. Frankl-Hochwart (1905), von Metzner (1906) und von L. R. Müller (1918) eingehend berücksichtigt ist, habe ich weniger ausführlich behandelt, um dafür auf die neuere Literatur mehr einzugehen.

Meine Tierversuche wurden mit Unterstützung der Notgemeinschaft der deutschen Wissenschaft ausgeführt.

Heidelberg, im Oktober 1925.

Helmut Dennig.

Inhaltsverzeichnis.

Zur Anatomie[1]).

Die Schleimhaut wird aus geschichtetem Epithel gebildet, das seine Form entsprechend der Dehnung ändert. Bei starker Dehnung hat es das Aussehen von Plattenepithel, im Contractionszustand der Blase wird es mehr kubisch.

Die Muskulatur besteht aus 3 Schichten: einer maschenförmigen Innenschicht, einer starken circulären mittleren und einer äußeren besonders vorn und hinten ausgeprägten Längsschicht. Nach Adriaen van den Spieghel hat man die Längsschicht als Detrusor bezeichnet (detrudo = stoße hinab). Es gibt aber anatomische Übergänge zwischen den drei Schichten, und physiologisch wirken sie zusammen. Durch die verschiedene Verlaufsrichtung der Fasern ist es verhindert, daß die Blase sich während der Contraction zu einem langen Wulst umformt. Es ist dasselbe, was v. Krehl am Herzen genau untersucht hat: „Dadurch, daß sie (die Fasern) sich so innig verflechten, wird verständlich, daß die Wand auch für hohe Drücke wasserdicht und so außerordentlich hart wird, denn die Fasern müssen sich bei der Contraction fortwährend gegenseitig hemmen, zerren und sehr stark anspannen." Im Hinblick auf dieses Zusammenarbeiten der verschiedenen Schichten ist es richtiger, mit Metzner die gesamte Muskulatur des Blasenkörpers als Detrusor zu bezeichnen.

Der Verschluß der Harnblase wird nicht einfach durch einen ringförmigen Sphincter bewerkstelligt, sondern durch komplizierte Anordnung verschiedener Muskeln (s. Abb. 1).

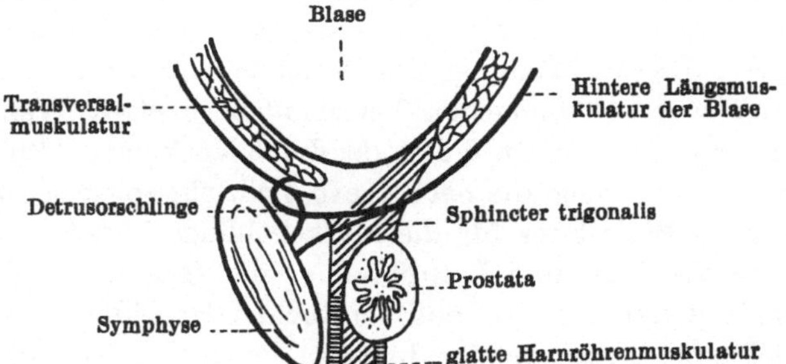

1. Die Harnröhre ist von glatter Ringmuskulatur umschlossen (Sphincter vesicae internus Henle); diese erstreckt sich nach dem orificium ext. zu bei der Frau ununterbrochen bis zur Mitte der Harnröhre, beim Mann ist sie durch die Prostata unterbrochen. Unterhalb der Prostata ist dann noch ein schmaler

Abb. 1. Blasenverschluß, modifiziert nach Kalischer.

Ring. Nach der Blase zu setzt sich diese Muskulatur an der Hinterwand in das Trigonum der Blase hinein fort. Sie ist von der Detrusormuskulatur durch viel feinere Faserbildung unterschieden, und ist entwicklungsgeschichtlich anders entstanden als die Detrusormuskulatur (Nagel, v. Mihalkovics, Wesson).

---

[1]) Für Einzelheiten muß auf die Lehrbücher der Anatomie hingewiesen werden. S. besonders Waldeyer, Griffith, Vasari.

Der Faserverlauf geht von hinten oben schief nach vorn unten, die Muskulatur ist an der Hinterwand der Urethra viel stärker als vorn. Oberhalb der Prostata beim Mann, ebenso bei der Frau am Übergang der Harnröhre zur Blase findet sich eine Anschwellung dieser Muskulatur, die man als Sphincter bezeichnen kann: Lissosphincter urethrae Waldeyer, Sphincter trigonalis Kalischer.

2. Die Harnröhre ist außerdem noch von quergestreifter Muskulatur umschlossen, dem M. sphincter urogenitalis (Kalischer). Er beginnt beim Mann proximal an der pars prostatica und endet distal an der pars membranacea. Er umfaßt die Urethra ringförmig und überdeckt ihre glatte Muskulatur konzentrisch. Im Gebiet der Prostata bildet er nur einen Halbring (M. sphincter ext. von Henle). Die Cowperschen Drüsen liegen in dieser Muskulatur eingeschlossen. Beim Weib umfaßt er in der Nähe der Blase die Harnröhre ringförmig, nach dem Orificium ext. zu aber umgreift er gemeinsam Urethra und Vagina.

Bei den Physiologen hat es sich eingebürgert, diesen quergestreiften Harnröhrenmuskel als Sphincter externus vesicae zu bezeichnen, und wir wollen diesen gebräuchlichsten Namen im Verlauf dieser Schrift beibehalten.

3. Nach vorn schließt sich nun noch der M. bulbocavernosus an, der mit dem Verschluß der Blase wohl nichts mehr zu tun hat, sondern bei der Miktion die letzten Tropfen aus der Urethra preßt.

4. Als innerste Schicht direkt unter der Schleimhaut der Harnröhre liegen vom Trigonum bis zur pars cavernosa noch feine longitudinale Fasern. Zuckerkandl glaubt, daß ihre Contraction die Schleimhaut in das Lumen vorwölbe und dadurch verschließend wirke, Pleschner dagegen nimmt an, daß sie die Harnröhre erweitere.

5. 1916 wies Heiß darauf hin, daß der annulus urethralis von Waldeyer einen Blasensphincter bilde, obgleich er keinen völligen Ring darstellt. Er besteht aus Muskelfasern des Detrusors, besonders aus longitudinalen Bündeln der Hinterwand, die „seitlich ausbiegend in Form von 2 Portionen bogenförmig die Harnröhre seitlich und vorn umgreifen und hier eine mächtige Muskelschlinge bilden". Da diese Schlinge das Orificium ext. nur vorn und seitlich einengen kann, muß zum vollkommenen Verschluß noch etwas Weiteres hinzutreten. Das ist die uvula vesicae, ein Wulst, der durch Muskulatur, Bindegewebe und durch reiche Gefäßversorgung, die nach Heiß vielleicht sogar schwellkörperartig eingerichtet ist, ein Widerlager für die Muskelschlinge bildet. Danach wäre also vielleicht auch die Blut- und Lymphfüllung der Gewebe an dem Blasenschluß beteiligt. Heiß denkt sich nun, daß bei wachsender Füllung der Blase die Schlinge durch Dehnung besonders der hinteren longitudinalen Schicht gegen die Urula gedrückt wird, und daß dies den wichtigsten Verschluß bilde. Diese rein mechanische Verschlußwirkung bei Dehnung des Detrursors ist auch physiologisch sehr wahrscheinlich.

6. Noch andere mechanische Momente wirken beim Blasenverschluß. Es ist wichtig, daß die Harnröhre schräg in die Blase einmündet (Zangemeister). „Denn bei gleichbleibender Anordnung und Leistungsfähigkeit der contractilen Elemente um den Ausführungsgang herum wird sich ein um so größerer Inhaltsdruck überwinden lassen, je mehr sich die Ein- resp. Ausmündung in ihrer Achse der Tangente nähert. Zweckentsprechender Weise verläuft der hintere Harnröhrenteil bei steigender Füllung der Blase schräger und schräger, allmählich

nahezu tangential gegen die Blase; damit wird die zum Verschluß notwendige Muskelkraft mit zunehmender Füllung relativ verringert." —

Wenn die Physiologen vom Sphincter internus sprechen, so meinen sie meist die glatte Verschlußmuskulatur im Gegensatz zum quergestreiften Sphincter externus. Wir vermeiden lieber die Bezeichnung Sphincter internus, weil die glatte Muskulatur eben keinen einheitlichen Sphincter bildet, sondern aus mehreren Teilen besteht, die weder anatomisch noch physiologisch eine Einheit darstellen.

Die Benennung der Muskulatur für die verschiedenen Teile wechselt bei den Autoren. Wir führen im Lauf dieser Abhandlung folgende Bezeichnungen durch:

1. Die Detrusorschlinge (Heiß).
2. Der Sphincter trigonalis (Kalischer).
   Die beiden liegen oberhalb der Prostata.
3. Die glatte Harnröhrenmuskulatur.
4. Der quergestreifte Sphincter externus.

Diese (3 und 4) liegen in Höhe der Prostata und distal von ihr.

Bei den verschiedenen Säugetieren sind die Verhältnisse ähnlich wie beim Menschen. Besonders der Sphincter trigonalis ist gut untersucht. Kalischer fand ihn beim Hund ebenso ausgebildet wie am Menschen, Versari bei Affen, Kaninchen, Hunden und Katzen. Die Urethra der Katzen oberhalb der Prostata ist sehr lang und mit starken Circulärfasern ausgestattet (Fagge).

Die Blasennerven.

Als Organ mit glatter Muskulatur wird die Blase vom autonomen Nervensystem versorgt. Wie folgen der Langleyschen Nomenklatur, die am klarsten ist und sich am meisten durchgesetzt hat. Die autonomen Nerven unterscheiden sich von den „somatischen" (also etwa vom N. ischiadius) vor allem dadurch, daß sie außerhalb des Gehirns und Rückenmarks noch eine periphere Ganglienzelle haben. Vor dieser Zelle haben die Nervenfasern meist eine Markscheide, die postganglionären Fasern verlieren die Markscheide früher oder später nach der Peripherie zu. Das autonome Nervensystem wird eingeteilt in das sympathische System, welches aus dem Dorsal- und Lumbalmark entspringt, und das parasympathische, welches aus dem Mittelhirn und der Medulla oblongata (tectobulbärer Teil) und aus dem Sakralmark seinen Ursprung nimmt. Die sympathischen Nerven werden durch Adrenalin, die parasympathischen durch Cholin und Pilocarpin erregt; doch gibt es davon Ausnahmen.

Die autonomen Nerven enthalten motorische und sensible Fasern. Als Ursprung der motorischen Fasern im Rückenmark (das tectobulbäre System berührt uns hier nicht) werden allgemein Kerne am Seitenhorn (zwischen Vorder- und Hinterhorn) angesehen. Jacobsohn bezeichnet die Zellgruppen als Nuclei sympathici. Von hier aus verlassen die motorischen Nerven das Rückenmark mit den vorderen Wurzeln. Die sympathischen Fasern gelangen durch den Ramus communicans albus zum Grenzstrang und von da zum Erfolgsorgan. Die parasympathischen Nerven gehen ebenfalls in den vorderen Wurzeln, berühren den Grenzstrang aber nicht.

Die sensiblen Fasern des autonomen Systems treten durch die Hinterwurzeln ins Rückenmark ein (bes. Fröhlich und Meyer), nach Langley unterscheiden sie sich in nichts von anderen afferenten Nerven.

Für die Blase und Harnröhre kommen folgende 3 Nervenpaare in Betracht (s. Abb. 2):

1. Die **sympathischen Nn. hypogastrici** aus dem oberen Lumbalmark.
2. Die **parasympathischen Nn. pelvici** aus dem Sacralmark.
3. Die **somatischen Nn. pudendi**, die ebenfalls aus dem Sacralmark stammen und den Sphincter ext. der Harnröhre versorgen.

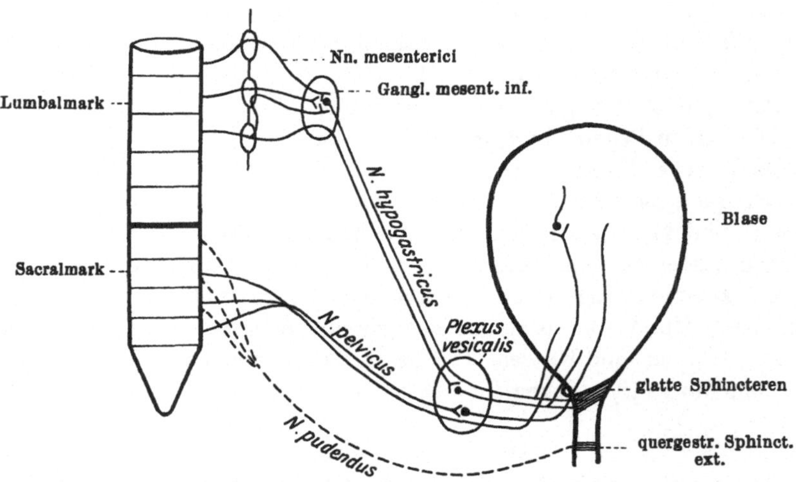

Abb. 2. Schema der Blasennerven.

Alle 3 Nervenpaare enthalten motorische und sensible Fasern.

Die Blasennerven wurden zuerst von Eckhardt und von Budge untersucht. Später sind sie von Nawrocki, Skabitschewsky und dann besonders von Langley und seiner Schule mit unendlicher Ausdauer und Sorgfalt in Einzelheiten verfolgt.

Die Nn. hypogastrici entspringen aus dem Lumbalmark. Man findet Blasencontractionen durch Reizung der Vorderwurzeln oder der gemischten Wurzeln bei den verschiedenen Tieren folgendermaßen (Langley und Anderson 1895):

Hund	Katze	Kaninchen	Affe (Sherrington)
L_{2-4}	$L_{(2)} - (5)$	$L_{(2)} - 5$	$L_{(1)} - (5)$
L_3	L_4	L_4	

Der Ursprung kann bei den einzelnen Individuen um 1—2 Segmente wechseln, die eingeklammerten Zahlen bedeuten, daß in diesen Segmenten die Wirkung nicht konstant ist, die darunterstehenden Zahlen geben die Wurzeln mit der stärksten Wirkung an.

Von den Wurzeln ziehen die Nerven zum Lumbalteil des Grenzstangs und laufen z. T. ein Stück in ihm, ohne daß hier eine Zellumschaltung stattfände. Vom 4., 5. und manchmal auch 6. Lumbalganglion des Grenzstrangs ziehen 4 (seltener 3 oder 5) Nerven (Nn. mesenterici) zum Ganglion mesentericum inf. Dieses liegt in einer Schlinge der Art. mesent. inf. und besteht bei der Katze aus 4 kleinen zusammenhängenden Ganglien (Nawrocky und Skabitschewsky), beim Hund aus einem einzigen Ganglion (von Frankl-Hochwart und Fröhlich

1900). Es hat noch Anastomosen mit dem Plexus coeliacus und dem Gangl. mesent. sup. Vom Gangl. mesent. inf. aus zieht der paarige N. hypogastricus rechts und links vom Rectum zum Plexus vesicalis (manche trennen noch vorher von diesem den Plexus pelvicus ab) und von da zur Blase. Manchmal zweigt sich ein kleiner Ast (N. hypogatricus accessorius) ab und läuft für sich; er enthält keine Fasern für die Blase, sondern nur solche für die andern Beckenorgane (Langley und Anderson 1895 und 1896). Eine Umschaltung findet nach Langley und Anderson hauptsächlich im Gangl. mesent. inf. statt, nach Stewart auch im Plexus vesicalis oder in der Blasenwand. Die Nerven enthalten zum größten Teil marklose, zum geringen markhaltige Fasern. Etwa $^1/_{10}$ ist afferent, $^9/_{10}$ efferent (Langley und Anderson 1895).

Beim Menschen sind die Verhältnisse etwas anders. Statt des paarigen N. hypogastricus beim Tier findet sich ein paariges Nervengeflecht, der Plexus hypogastricus. Er ist in Verbindung mit dem unpaarigen Plexus aorticus und dem Gangl. mesent. inf. und bezieht seine Nerven aus dem Lumbalteil des Grenzstrangs (Literatur bei Waldeyer). Die Verbindung mit dem Rückenmark ist durch Nerven aus dem oberen Lumbal-, vielleicht auch noch (wenigstens sensible Fasern) aus dem unteren Dorsalmark (Head und Riddoch) gegeben.

Die Nervi pelvici. Der Name stammt von Langley (synonym Nn. erigentes von Eckhardt). Sie entspringen nach Langley und Anderson folgendermaßen aus dem oberen Sacralmark:

Katze	Hund	Kaninchen	Affe (Sherrington)
$S_{(1)}-{}_3$	$S_{(1)}-{}_{(4)}$	$S_{(2)}-{}_{(5)}$	$S_1-{}_3$
S_2	S_3	$S_3-{}_4$	

Die Wurzeln vereinigen sich beiderseits zu dem paarigen N. pelvicus, der, ohne den Grenzstrang zu berühren, einen Hauptast zum Mastdarm und einen anderen zum Plexus vesicalis sendet, wo er sich in 3—4 Äste aufspaltet und zur Blase gelangt. Die Umschaltung findet in der Blasenwand oder auch im Plexus vesicalis statt. Die Fasern der Nn. pelvici sind alle markhaltig, $^1/_3$ ist afferent, $^2/_3$ efferent.

Beim Menschen entspringen sie aus dem 3. und 4., häufig auch noch aus dem 2. Sacralsegment (Waldeyer).

Die Nervi pudendi sind somatisch und versorgen neben anderen Dammuskeln den Sphincter vesicae ext. Sie entspringen paarig beim Hund aus dem 7. Lumbal- und 1. und 2. Sacralsegment (Ellenberger und Baum), beim Menschen aus dem 2.—4., manchmal auch noch aus dem 1. Sacralsegment (Waldeyer). Durch das foramen ischiadicum majus ziehen sie in die fossa ischiorectalis und treten hier zur Harnröhrenmuskulatur.

Untersuchungsmethoden.

Abgesehen von einer genauen Anamnese stehen uns folgende Methoden zur Funktionsprüfung der Blase zur Verfügung:

1. Beobachtung der Miktion. Man wird darauf achten, ob der Strahl eine gute Pulsion hat und ob keine Unterbrechung stattfindet, ob der Beginn der Miktion nicht erschwert ist, ob am Schluß nichts nachträufelt. Durch Kathe-

terisieren läßt sich feststellen, ob ein Rest zurückbleibt. Schwarz (1921) hat in feinerer Analyse des Harnstrahls aus der Ausflußgeschwindigkeit und dem Sekundenvolumen durch Berechnungen Rückschlüsse auf Blasendruck und Sphincterweite gezogen.

2. **Messung des Druckes in der Blase.** Die Anordnung ist sehr einfach. Man führt einen Katheter in die Blase ein und verbindet ihn mit einem senkrecht stehenden engen Glasrohr, das als Manometer dient. An einer Skala lassen sich die Drucke in ccm Wasser ablesen. Meist wird in Rückenlage untersucht. Als Nullpunkt müßte man den jeweils höchsten Punkt der Blase annehmen. Da dieser aber bei den verschiedenen Füllungsgraden wechselt und da man ihn nicht sicher bestimmen kann, so nimmt man am besten als Nullpunkt den oberen Rand des Symphyse. Dubois hat den Unterschied zwischen Symphysenhöhe und höchstem Punkt der Blase an der Leiche festgestellt, Adler hat dies wiederholt nach Ausräumung der übrigen Eingeweide, was wohl kaum dem natürlichen Zustand besser entsprechen dürfte. Die Maße an der Leiche sind wegen der völlig veränderten Spannungsverhältnisse nur mit großem Vorbehalt anzuwenden. Wir geben hier die Zahlen wieder, die die beiden Autoren als Korrektur für die über der Symphyse gemessenen Drucke so bestimmt haben:

Bei Füllung von	Korrektur nach Dubois	nach Adler
1200 ccm		— 6 cm Druck (Wasser)
1100		— 5
1000		— 4
9000	— 3	— 3
800		— 2
700	— 2	— 1
600		0
500	— 1	+ 2
400	0	+ 3
300		+ 5
200	+ 2	+ 6
100		+ 8

Die Erkennung des wahren Druckes ist also etwas unsicher. Aber da man bei verschiedenen Individuen wohl immer ungefähr den gleichen Fehler macht, so ist die Messung doch sehr wertvoll. Aus Druck und Inhalt kann man auf die Wandspannung schließen. Wir werden noch oft darauf zurückkommen.

Die Apparatur ist am einfachsten, wenn man ein 4-Wege-Glasrohr benutzt (Abb. 3). Der erste Weg a führt zur Blase, der zweite b zu dem Manometerrohr; der dritte c dient als Auslauf; und der vierte d ist in Verbindung mit einem Irrigator zum Einlaufenlassen von Flüssigkeit. Die Verbindungen werden durch Gummi-

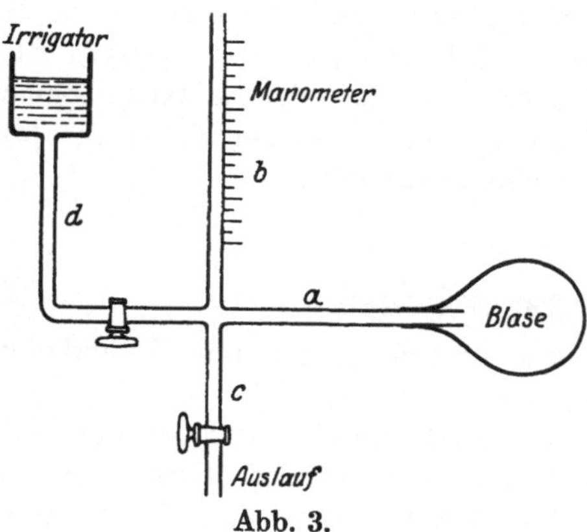

Abb. 3.

schläuche hergestellt, die man durch Klemmen abschließen kann. Es ist wichtig, den Druck bei verschiedenen Füllungsgraden festzustellen, am besten werden die Ergebnisse in Kurven aufgetragen. Wenn man beim Einfüllen von Flüssigkeiten vorsichtig ist — warme nicht reizende Lösung, Borwasser oder physiol. Kochsalzlösung, unter geringem Druck, nicht höher als 20 cm über der Symphyse —, so bekommt man beim Ein- und Auslaufenlassen für dieselben Füllungsgrade ungefähr dieselben Werte (Schwarz). Bei Menschen und Tieren muß, besonders für die Füllungsversuche, eine Gewöhnung an den Versuch vorausgehen, weil durch Angst (Hemmungen) die Resultate verändert werden.

Zur Untersuchung von Blasencontractionen hat man 2 Möglichkeiten: Entweder man läßt das Blasenvolumen konstant, und variiert den Druck: isometrische Contraction. Oder der Druck bleibt konstant, aber das Volumen ändert sich: isotonische Contraction[1]). Für gewöhnlich nimmt man die isometrische Anordnung, die in unserer Abbildung einfach dadurch hergestellt wird, daß man c und d abschließt. Contractionen der Blase lassen dann die Flüssigkeitssäule im Rohr b ansteigen. Der Druck wird direkt abgelesen oder durch einen Pistonrekorder auf eine Rußtrommel übertragen. Die isotonische Anordnung haben Mosso und Pellacani in einer etwas komplizierten Apparatur benutzt, einfacher ist sie nach Elliott: Statt mit dem Manometerrohr b wird die Blase mit einer weiten Flasche in Verbindung gesetzt. Wenn sie sich kontrahiert, so entleert sie ihren Inhalt in die Flasche, in welcher wegen der großen Oberfläche die Flüssigkeitssäule aber kaum ansteigt. Die Flasche wird oben mit einem Pistonrekorder verbunden. Elliott nahm den Brodieschen bellows recorder; mir hat sich der Albrechtsche Pistonrekorder ebensogut bewährt. Die Blasencontractionen, welche nach Mosso und Pollacani auf psychische Reize eintreten, habe ich in der isotonischen Anordnung sehr viel besser darstellen können als in der isometrischen.

3. Mit der Cystoskopie läßt sich der Zustand des Blasenmuskels untersuchen. Man kann sehen, wo der Abschluß nach der Harnröhre hin stattfindet, je nachdem ob die hintere Harnröhre noch sichtbar ist oder nicht. Doch muß man in der Beurteilung vorsichtig sein, weil durch den Reiz des Cystoskopes sich noch während der Untersuchung die Verhältnisse ändern können (Schwarz). Abnorme vorübergehende Anspannung des Detrusors oder dauernde Hypertrophie manifestieren sich in Trabekelbildung.

4. Durch die Röntgenuntersuchung der Blase mittels Einfüllen von Salzlösungen, die die Strahlen schlecht durchlassen, ist es möglich, die Form der Blase in der Ruhe und bei der Miktion und ihren Abschluß nach der Urethra hin zu bestimmen (Literatur bei Boeminghaus 1921).

5. Tierversuche. Der Einfluß der peripheren Nerven und des Centralnervensystems ist in zahlreichen Versuchen sehr genau beobachtet worden. Da 3 Nervenpaare mit motorischen und sensiblen Fasern in Betracht kommen, gab es sehr viel zu untersuchen. Es sind hier wie überall 3 Anordnungen möglich: 1. Reizung, 2. Durchschneidung der zu untersuchenden Nerven, 3. Durchschneidung der übrigen Nerven und isolierte Beobachtung der Wirkung der noch erhaltenen Nerven.

---

[1]) Die Begriffe isometrisch und isotonisch entsprechen beim Hohlorgan nicht völlig denen beim Skelettmuskel (s. von Weizsäcker am Herzen).

Die Wahl des Versuchstieres will genau überlegt sein, da die verschiedenen Arten erhebliche Unterschiede in der Nervenwirkung haben, besonders mit Beziehung auf den N. hypogastricus. Dadurch sind manche Widersprüche in der Literatur zu erklären. Am besten untersucht sind Hund und Katze.

Zur Orientierung zählen wir die Versuchstiere auf, welche verschiedene Autoren zur Untersuchung der peripheren Nervenwirkung benützt haben.

Hund: Lannegrace, v. Zeißl, Griffith, Fagge, Rehfisch, Hauc, Lewandowsky und Schultz, Dennig.

Katze: Sokownin, Gianuzzi, Nußbaum, Nawrocki und Skabitschewsky, Langley und Andersen, Stewart, Elliott, Barrington.

Kaninchen: Budge, Nawrocki und Skabitschewsky, Langley und Andersen.

Affe: Sherrington.

Kaltblüter: Bernheim, Exner, Barrington.

Elliott hat eingehende vergleichende Versuche gemacht an Hund, Katze, Kaninchen, Affen, Zibetkatze, Frettchen, Schwein, Ziege, Frosch.

Das Aufsuchen der Nerven ist nicht besonders schwer, wenn man sich in einer Sektion einmal über ihren Verlauf orientiert hat.

Zum Freilegen der Nn. pudendi muß man in Bauchlage des Tieres, wobei nach meinen Erfahrungen am besten die Hinterbeine über die Tischkante herunterhängen, am Ansatz des Schwanzes die Muskulatur (M. rectococcygeus) und Fascie quer durchtrennen, dann stößt man auf den Nerv, der von der Arterie begleitet ist. Er muß möglichst weit zentral gefaßt werden, gleich nach der Vereinigung seiner Rückenmarkwurzeln, da er schon früh sich in mehrere Äste aufteilt.

Bei allen Tieren mit Ausnahme des Hundes und des Kaninchens kann man an derselben Stelle etwas weiter oben auch den N. pelvicus erreichen (Elliott). Beim Hund muß man ihn von der Bauchhöhle aus aufsuchen. Diese wird durch einen Medianschnitt von der Symphyse aufwärts eröffnet und die Blase etwas beiseite geschoben, dann findet man in der Tiefe den Nerven, der sich in einen Ast zum Rectum und einen zur Blase hin aufteilt.

Die Nn. hypogastrici erreicht man entweder durch einen Medianschnitt am Bauch oder besser ohne Freilegen der Blase durch seitliches Eingehen am M. quadratus lumborum.

Funktion und Innervation des Detrusors.

Wir gehen von einem Versuch von Dubois aus: In eine nicht allzu volle Blase wird der Katheter eingeführt. An einem einfachen Manometer — einer senkrechten Glasröhre, die durch einen Gummischlauch mit dem Katheter verbunden ist — lesen wir den Druck über der Symphyse ab. (Zur Bestimmung des wahren Innendruckes müssen, wie im vorigen Abschnitt besprochen, Korrekturen angebracht werden.) Wenn wir nun beispielsweise 100 ccm auslaufen lassen, den Druck dann wieder bestimmen und dies wiederholen, bis die Blase leer ist, so bemerken wir, daß der Druck während der Entleerung annähernd gleich geblieben ist. Eine kurvenmäßige Darstellung von einem Duboisschen Versuch (nach Korrektur) gibt Abb. 4.

Das ist eine sehr erstaunliche Tatsache. Denn wenn wir einen elastischen Gummiballon mäßig mit Wasser füllen und hier ebenso beim Auslaufen die Drucke bestimmen, so nimmt der Druck ab proportional der Ausdehnung der Wand (und ihrem Elastizitätskoeffizienten); er fällt schnell ab bis 0, und dann bleibt, wenn nicht die Öffnung am tiefsten Punkte liegt, noch ein Rest Wasser in dem Ballon zurück (Kelling).

Die Eigenschaft, den Druck bei verschiedenen Füllungen annähernd gleich zu halten, haben auch andere Hohlorgane des Körpers. Die Druckverhält-

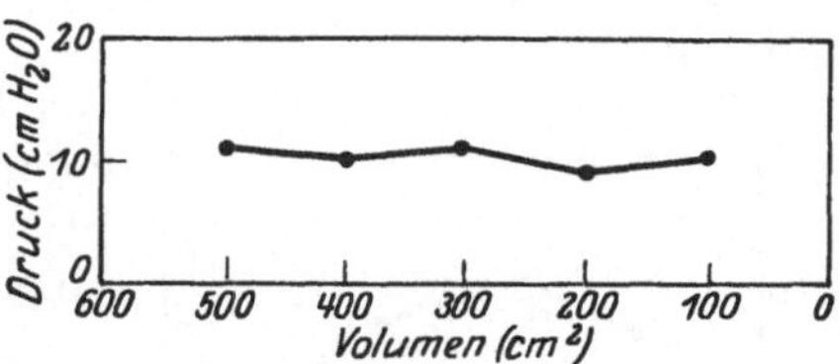

Abb. 4. Blasendruck bei Auslaufen durch den Katheter.

nisse des Magens sind besonders eingehend von Kelling untersucht worden (die Harnblase wäre für solch Untersuchungen noch viel idealer durch die annähernde Kugelgestalt und durch den Wegfall des Auslaufens durch den Pylorus). Kelling fand, daß beim ausgeschnittenen Magen der Druck innerhalb gewisser Grenzen wie beim Gummiballon der Wandausdehnung folgt entsprechend dem Elastizitätsgesetz. Der Magen beim Lebenden aber zeigt auch bei starker Füllung nur geringe Drucke. Z. B. sah Kelling an ausgeschnittenen Katzenmägen bei Einfüllen einer Menge, die einer gewöhnlichen Mahlzeit entsprach, Drucke bis zu 80 cm Wasser, während der volle Magen des lebenden Tieres nur wenige cm Druck hat. Diese Eigenschaft des Magens wie der Blase muß auf Reflexen beruhen. Ihr Zweck, oder wenn wir nicht teleologisch reden wollen, eine Folge davon ist, daß die Füllung durch den Oesophagus, bzw. durch die Ureteren, bei Zunahme des Inhalts nicht erschwert wird.

Für eine Kugel mit elastischer Wand gilt die Formel

$$\text{Wandspannung} = \frac{\text{Druck} \times \text{Radius.}}{2}$$

Da sich bei der Harnblase mit größerem Inhalt auch der Radius vergrößert, so kann der Druck nur dadurch gleichbleiben, daß sich die Wandspannung vermindert. Nach Grützner hat die contractile Faser die Eigenschaft, „in jeder beliebigen Länge stillzustehen und die Spannung 0 anzunehmen". Außer der Dehnung der einzelnen Faser kommt aber noch ein anderer Mechanismus in Betracht: Die einzelnen Wandschichten eines muskulären Hohlorgans können sich einfach aneinander vorbeischieben, wodurch auch eine Vermehrung der Wandspannung vermieden wird.

Unter pathologischen Verhältnissen wird, wie wir später sehen werden, das Spiel der Spannungsreflexe gestört, und dann geht die Eigenschaft der Blase, verschiedene Inhaltsmengen unter annähernd gleichem Druck zu halten, verloren.

Wir gehen zu einem andern Versuch über: Ich halte einem Mann, der sich wieder in Rückenlage befindet, ein konisch zugespitztes Glasrohr in das Orificium ext. der Harnröhre. Das Glasrohr ist erstens in Verbindung mit einem Manometerrohr, zweitens hat es durch einen Seitenast einen Auslauf. Der Auslauf wird erst abgeklemmt und der Mann aufgefordert, ohne Anstrengen der Bauchpresse in das Glasrohr hinein zu urinieren. Gleich steigt der Druck im Manometer sehr stark. Ich kann nun durch Abklemmen des Manometerrohres und Öffnen des Auslaufs 100 ccm ablaufen lassen, den Druck dann von neuem bestimmen und dies wiederholt fortführen, bis die Blase leer ist. In einem solchen Versuchhabe ich diese Kurve gewonnen, die im gleichen Maßstab wie Abb. 4 gehalten ist:

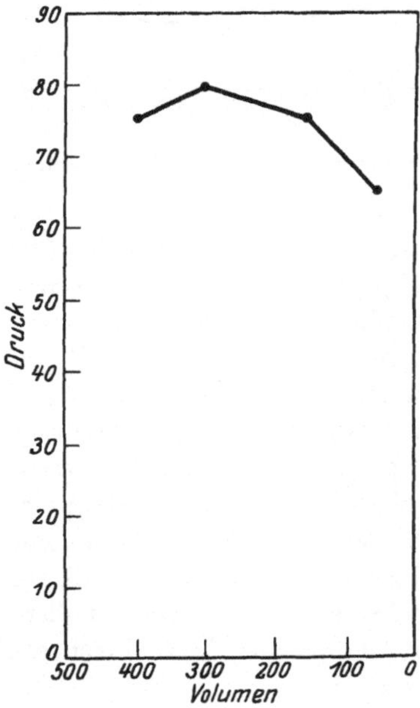

Abb. 5. Blasendruck bei der Miktion.

Man sieht, es ist ein viel höherer Druck als vorhin, er fällt während der Miktion ab, ist aber zuletzt immer noch viermal so hoch als im ersten Versuch.

Man kann die Anordnung auch so machen (Rehfisch, Schwarz): Ein ganz feiner Katheter wird in die Blase geführt und mit einem Manometer verbunden, die Versuchsperson muß neben dem Katheter, der liegen bleibt, urinieren, was nach einiger Gewöhnung oft gelingt. Dann kann man den Druck vor dem Miktionsbeginn bestimmen und sieht, wie er mit dem Einleiten der Miktion schnell ansteigt. Ein Nachteil der Anordnung ist die Verlangsamung der Miktion durch den Katheter. Aber das Ergebnis ist dasselbe, nämlich ein sehr hoher Druck während des Urinierens. Schwarz hat den ersten, S. 8 beschriebenen Versuch treffend als Auslaufen der Blase bezeichnet, während die eben beschriebenen Versuche eine Miktion darstellen. Im ersten Fall hat sich die Blase dem ihr aufgezwungenen wechselnden Volumen angepaßt, im 2. Fall hat sie sich aktiv contrahiert. Dem 1. Fall entspricht es, wenn man etwa den Arm von einer anderen Person hin und herbewegen läßt und sich die Muskelspannung den neuen Lagen immer wieder anpaßt, eine Analogie zum 2. Fall ist die aktive Bewegung des Arms, bei der sich die Muskeln contrahieren.

Blasencontractionen entstehen, wenn eine willkürliche Miktion eingeleitet wird; sie entstehen aber auch auf irgendwelche direkte Reizung der Blase, etwa leichte aber plötzliche Dehnung oder allmähliche starke Dehnung. Und sie entstehen reflektorisch auf Reize an einer beliebigen Körperstelle (etwa Schmerz an der Hand). Die Blase der Katze führt sogar dauernd rhythmische kleine Contractionen aus (Stewart, Elliott). Die menschliche Blase hat zwar keinen solchen Rhythmus von Contractionen, aber sie ist doch nie in einem Ruhezustand, sondern alle Stimmungsschwankungen des Menschen spiegeln sich in leichten Schwankungen der Spannung in der Blasenwand wieder. Diese lassen sich noch leichter nachweisen als die ähnlichen Schwankungen des Blutdrucks und sind unabhängig von ihnen (Mosso und Pellacani 1882).

Wir wissen nichts darüber, ob die Blasencontractionen etwas prinzipiell Anderes sind als der Spannungswechsel, den wir als Anpassung des Drucks an den Inhalt beschrieben haben. Es bestehen hier dieselben Probleme, die für den quergestreiften Muskel in den letzten Jahren so modern waren (s. bes. v. Kries und v. Weizsäcker). —

Wenn wir die leere Blase durch einen Katheter füllen, so sehen wir noch eine Erscheinung: die elastische Nachwirkung. Der Druck bleibt beim jeweiligen Füllungsgrad nicht konstant, sondern sinkt immer etwas ab. Füllen wir z. B. auf 200 ccm und lesen 12 cm Druck ab, so sinkt der Druck in 2 Minuten auf 10 cm. Diese elastische Nachwirkung ist auch bei einer Gummimembran vorhanden. Der Muskel, auch der quergestreifte, zeigt sie besonders stark.

Füllen wir nun weiter, so bleibt der Druck wie bei der Entleerung ungefähr gleich hoch, wenn wir in den einzelnen Etappen die elastische Nachwirkung abwarten und die Korrekturen auf Scheitelhöhe der Blase anbringen. Bei sehr starker Füllung (etwa 1 l) aber steigt der Druck oft ziemlich schnell an. Ähnliches hat Kelling am ausgeschnittenen Magen beobachtet: „Es ist, als ob zu der elastischen Muskelwand von einem gewissen Volumen an die Spannung einer zweiten unnachgiebigen Membran hinzukommt.“

Bei weiterer Füllung treten dann bald Blasencontractionen auf.

An der Innervation des Detrusors sind die Nn. pelvici und die Nn. hypogastrici beteiligt.

Den überwiegenden Einfluß haben die Nn. pelvici. Wenn man einen N. pelvicus durchschneidet und das periphere Ende reizt, so sieht man an der freigelegten Blase eine starke Contraction, der Innendruck wird um ein Vielfaches der ursprünglichen Höhe verstärkt. Dieser Effekt ist von allen Autoren gleichmäßig beobachtet und auch an allen untersuchten Tierarten gefunden worden (Elliott). Bei einseitiger Reizung kontrahiert sich hauptsächlich die gleichseitige Blasenhälfte, die gegenüberliegende nur wenig, nach Langley und Anderson durch direkte Muskelleitung.

Die Durchschneidung der Nn. pelvici stört die Funktion des Detrusors aufs schwerste. Durch Messungen des Blasendruckes an großen Hunden habe ich die Einzelheiten besonders gut verfolgen können (s. Kurve Abb. 6). Der Detrusor wird atonisch und verliert die Fähigkeit, seine Spannung dem Inhalt anzupassen. Die Blase verhält sich fast wie ein Gummiballon: Man kann sie eine ganze Zeit lang füllen, ohne daß der Druck überhaupt ansteigt, er beträgt immer 0, bis die schlaffen Wände ausgedehnt sind. Dann steigt er schnell an. Die Blase faßt eine viel größere Menge Flüssigkeit als vorher.

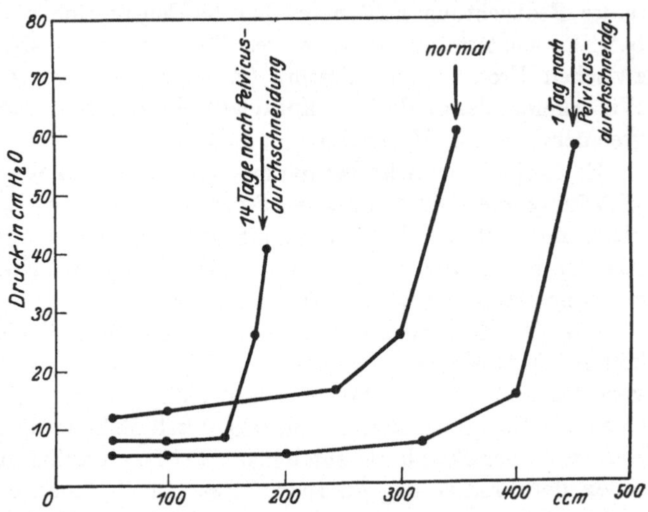

Abb. 6. Blasendruck bei Einfüllen von warmem Wasser vor und nach Pelvicusdurchschneidung (ohne Korrektur).

sigkeit als vorher. Auch die andere Fähigkeit des Detrusors: sich zu kontrahieren, hat schwer gelitten. Auf starke Reize (übermäßige Dehnung oder auch reflektorisch auf Reizung des N. ischiadicus) treten noch Contractionen auf, aber sie sind nur schwach und von kurzer Dauer. Dieser Zustand hält bei den Tieren einige Stunden bis Tage an, dann gewinnt der Detrusor wieder eine gewisse Leistungsfähigkeit. Auch jetzt ist zwar im Anfang der Füllung meist der Druck ganz niedrig, aber bei weiterer Füllung steigt er dann sogar schneller als bei der normalen Blase, die Kapazität ist geringer geworden. Immer noch ist die Anpassung an die verschiedenen Füllungsgrade schlecht. Die Blasencontractionen treten früher auf als beim normalen Organ, die Blase ist jetzt überregbar, doch sind diese Contractionen immer noch schwächer und von kürzerer Dauer als die der normalen Blase.

So bleibt es nun dauernd. Gleichzeitige oder nachträgliche Durchschneidung der Nn. hypogastrici und pudendi ändert nichts an diesem Bild.

Hier sei noch kurz erwähnt, was später ausführlich besprochen wird: Der von den Nn. pelvici unterhaltene Detrusortonus entsteht reflektorisch, der sensible Ast für den Reflex läuft ebenso wie der motorische in den Nn. pelvici. Die Reize, die den Tonus unterhalten, entstehen also in der Blase selbst. Weiterhin sind nicht nur das Rückenmark, sondern auch subcorticale Zentren an den Reflexen beteiligt. Die eben beschriebenen und in der Kurve wiedergegebenen Störungen treten fast ganz gleich auf, wenn die motorischen oder sensiblen Wurzeln der Nn. pelvici, das Rückenmark oder die Medulla oblongata durchtrennt wird. Erst wenn die Durchschneidung noch höher oben im Gehirn ausgeführt wird, erst dann bleiben die reflektorischen Funktionen des Detrusors erhalten.

Die Wirkung des zweiten Nervenpaares, der Nn. hypogastrici, auf den Detrusor ist sehr interessant. Wird das periphere Ende der durchschnittenen Nerven gereizt, so entsteht wieder eine Blasencontraction, aber sie ist viel geringer als bei Reizung der Nn. pelvici (Sokownin und viele andere). Bei genauer Beobachtung sieht man, daß die Contraction nicht den ganzen Detrusor betrifft, sondern nur den unteren Teil, besonders das Gebiet des Trigonum zwischen Ureteren und Urethra (v. Zeißl, Langley und Anderson u. a.). Wir erinnern daran, daß die Muskulatur des unteren Blasenkörpers entwicklungsgeschichtlich zur Harnröhrenmuskulatur gehört.

Es bleibt aber nicht bei dieser Contraction; ihr folgt offensichtlich eine Erschlaffung, die wohl den ganzen Detrusor betrifft und den Innendruck der Blase nicht nur auf die Ursprungshöhe, sondern noch erheblich tiefer herabsetzt (Griffiths, Stewart, Elliott). Die Reizung der Nn. hypogastrici führt also zu einer Hemmung des Detrusortonus.

Für das Zustandekommen dieser Hemmung gibt es verschiedene Möglichkeiten. Entweder kann die Nervenreizung direkt eine Muskelerschlaffung hervorrufen, dafür gibt es Beispiele in der Physiologie (Biedermann, Mangold). Oder die Hemmung könnte indirekt durch Reflexe über das Rückenmark oder Reflexe in der Peripherie entstehen. Rehfisch nahm an, daß ein Rückenmarkreflex der Erscheinung zugrunde liege: Die Reizung der Nn. hypogastrici bewirkt wie gesagt zunächst eine Contraction der Muskulatur des Trigonum und der Harnröhre; diese Contraction sollte reflektorisch zum Nachlassen des vom N. pelvicus unterhaltenen Detrusortonus führen. Elliott hat aber nachgewiesen, daß die Nn. hypogastrici auch dann hemmen, wenn die Nn. pelvici vorher durchschnitten sind. Rückenmarkreflexe sind also auszuschließen.

Die Wahrscheinlichkeit peripherer Reflexe hält Boeminghaus (1923) durch seine pharmakologischen Beobachtungen für gegeben: Adrenalin, dessen Anwendung an der Blase der Reizung des sympathischen N. hypogastricus entspricht, hat auf den oberen Teil des Blasenkörpers gar keine Wirkung und auf den unteren Teil nur constrictorische, aber keine hemmende Wirkung. Aber da seine Versuche von Ikoma bestritten sind (näheres s. im Abschnitt von der Pharmakologie) und da es wohl auch nicht ganz einwandfrei ist, Adrenalinwirkung und Hypogastricuswirkung absolut zu identifizieren, so scheint mir diese Frage noch nicht endgültig gelöst zu sein.

Stewart glaubte durch Betupfen des Ganglion mes. inf. und nachfolgende Reizung der zuführenden Nerven die hemmenden Fasern von den constrictorischen trennen zu können. Die Umschaltung für die hemmenden Fasern sollte im Gangl. mesent. inf., diejenige für die fördernden Fasern in den weiter peripher gelegenen Zellen an der Blase liegen. Die Beweiskraft seiner Versuche wird aber von Elliott angefochten.

Wenn so die Trennung der Fasern und der Wirkungsmechanismus noch nicht sicher ist, so ist doch an der hemmenden Wirkung der Nn. hypogastrici auf den Detrusor nicht zu zweifeln.

Sie läßt sich auch nachweisen, wenn man die Nn. hypogastrici durchschneidet: Dann wird die Kapazität der Blase bei der Katze deutlich geringer (Elliott), die Tiere urinieren häufiger, die einzelne Portion beträgt meist 40—50 ccm statt vorher 80—90 (Barrington).

Die Fasern der Nn. hypogastrici machen im Ganglion mesent. inf. eine teilweise Kreuzung durch: Reizung der Nn. mesenterici oberhalb des Ganglion hat doppelseitige, Reizung des N. hypogastricus unterhalb des Ganglion hat einseitige Wirkung zur Folge.

Elliott glaubt, daß die rhythmischen Contractionen, die die Blasen von manchen Tieren, bes. der Katze, zeigen, von den Nn. hypogastrici abhängen. Aber Barrington sah sie auch nach Durchschneidung der Nn. pelvici verschwinden. Auch kann die ausgeschnittene Kaninchenblase noch sehr deutliche rhythmische Contractionen ausführen (Abelin u. a.).

Die Wirkung der Nn. hypogastrici ist bei den verschiedenen Tierarten sehr verschieden, wie Elliott in eingehenden Versuchen dargelegt hat. Die constrictorische Wirkung am Blasenhals ist bei allen Tieren vorhanden, beim Frettchen betrifft sie die ganze Blase. Die Hemmung für den Detrusor ist nur an der Katze sehr ausgesprochen, weniger schon am Schwein und Affen. Gar keine Hemmung hat Elliott (im Gegensatz zu v. Zeißl) am Hund gefunden, ebenso am Kaninchen und an der Ziege. Das ist besonders deshalb wichtig, weil er glaubt, daß der Mensch sich darin ähnlich verhalte wie der Hund: Alle Tiere, bei denen die Nn. hypogastrici den Detrusor hemmen, zeigen rhythmische Contractionen der Blase, alle andern nicht. Die menschliche Blase hat keine rhythmische Contractionen. Diese Beweisführung überzeugt zwar nicht sehr, aber auch pharmakologische Untersuchungen (s. S. 80 f.) sprechen einigermaßen dafür, daß die Nn. hypogastrici beim Menschen keine hemmende Wirkung auf den Detrusor haben.

Zusammenfassung.

Die Eigenschaften des Detrusors, seine Spannung dem Inhalt anzupassen und andrerseits kräftige und langdauernde Contractionen bis zur völligen Entleerung der Blase ausführen zu können, sind reflektorisch bedingt und an die

Funktion der Nn. pelvici gebunden. Die Nn. hypogastrici haben nur eine geringe constrictorische Wirkung auf den unteren Teil des Blasenkörpers, außerdem eine hemmende Wirkung auf den Detrusor, die bei den verschiedenen Tierarten verschieden und beim Menschen wohl kaum vorhanden ist.

Der Verschlußapparat.

In dem Abschnitt von der Anatomie ist besprochen worden, wie mehrere Muskeln, die sich teilweise überdecken, am Blasenverschluß beteiligt sind, und wie außerdem noch mechanische Momente eine Rolle spielen. Es wäre wegen der großen Bedeutung des Blasenverschlusses sehr wichtig, zu erfahren, was jede einzelne von diesen Kräften bewirkt. Wie schwierig diese Frage infolge der komplizierten Anordnung der Muskulatur und der Wirkung von 3 Nervenpaaren ist, das wird bei der folgenden Darstellung leider sehr fühlbar werden.

Sicher ist, daß normalerweise die Muskeln oberhalb der Prostata, also der Sphincter trigonalis und die Detrusorschlinge, den Abschluß bilden. Denn bei Röntgenaufnahmen der Blase ist der untere Pol durch einen rundlichen Bogen scharf gegen die sich nicht füllende Harnröhre abgesetzt (Voelcker und Lichtenberg, Boeminghaus). Dieser Teil des Verschlusses oben an der Blase ist wohl nicht sehr stark, da man bei Operationen vom Blaseninnern aus die Muskulatur leicht bis zur Prostata auseinanderziehen kann (Voelcker).

Immerhin kann der oberhalb der Prostata gelegene Teil der Muskulatur ohne Mithilfe des unterhalb gelegenen Teiles die Blase dicht abschließen. Denn bei der Ejaculation öffnet sich, wie Pleschner mit Recht betont, der untere Teil, während der obere geschlossen bleibt und den Harn zurückhält.

Die in Höhe der Prostata und distal von ihr gelegene Harnröhrenmuskulatur (der quergestreifte Sphincter ext. und teilweise unter ihm noch glatte zirkuläre Fasern, die von den meisten Autoren nicht beachtet werden), haben eine große Bedeutung. Courtade und Guyon haben dies am Hund so gezeigt: sie führten einen Katheter durch die Harnröhre in die Blase und zogen ihn so weit zurück, bis eben kein Harn mehr auslief. Dann konnten sie mit Flüssigkeit, die durch den Katheter nach der Blase zu gedrückt wurde, den Muskelwiderstand durch einen Druck von 12—15 cm Wasser überwinden. Wenn sie den Katheter noch weiter zurückzogen bis in die pars membranacea urethrae, dann brauchten sie einen Druck von 70—100 cm Wasser, damit die Flüssigkeit einlief. Sie glauben, daß auch der Widerstand, den man beim Katheterisieren fühlt, hier in der pars membranacea ausgeübt wird. Auch Beobachtungen am Menschen zeigen die Bedeutung der nicht ganz nahe an der Blase liegenden Harnröhrenmuskulatur. Sie schließt den hinteren Teil der Urethra so fest ab, daß Injektionen von vorn gewöhnlich nicht in die pars posterior gelangen. Und man kann die Muskulatur oberhalb der Prostata incidieren oder ein Stück herausschneiden (bei Sphincterspasmen angewendet) oder sogar größtenteils zerstören (bei Prostatektomie), ohne daß erhebliche Inkontinenz auftritt. Die unterhalb der Prostata gelegene Harnröhrenmuskulatur genügt eben meist zum Verschluß. Daß sie nach Prostatektomie tatsächlich den Abschluß bildet, das zeigt wiederum das Röntgenbild, in dem statt des runden Bogens nun ein tiefer Trichter in die Harnröhre hinein erscheint (Boeminghaus 1921).

Die isolierte Wirkung des quergestreiften Sphincter ext. läßt sich im Tierversuch leicht feststellen. Durchschneidung der Nn. pudendi bewirkt bei Hunden nur eine geringfügige Verschlechterung des Blasenverschlusses (Dennig), bei Katzen findet sich manchmal dasselbe, manchmal aber auch schwere Inkontinenz (Barrington 1914). Umgekehrt kann die quergestreifte Muskulatur allein auch einen gewissen tonischen Blasenverschluß gewährleisten: Nach Durchschneidung aller autonomer Nerven für die glatten Verschlußmuskeln tritt zwar trotz des Bestehenbleibens des quergestreiften Muskels Inkontinenz auf, aber sie ist doch nicht so stark, als wenn auch dieser noch gelähmt wird (Dennig).

Schwieriger zu verstehen ist die nervöse Versorgung der glatten Verschlußmuskulatur. Von Zeißl hat die Lehre von der gekreuzten Innervation der Blase aufgestellt: Die Nn. pelvici treiben den Urin aus, indem sie den Detrusor kontrahieren und den Sphincter hemmen. Die Nn. hypogastrici bewirken genau das Gegenteil, sie hemmen den Detrusor und kontrahieren den Sphincter, halten also den Urin zurück. Wir werden sehen, wie weit dies Schema für den Verschluß zutrifft.

1. Die verschließende Wirkung der Nn. hypogastrici ist tatsächlich leicht nachzuweisen. Von Zeißl füllte an Hunden durch einen Ureter die Blase unter Druck so lange, bis die Flüssigkeit durch die Harnröhre auslief. Durch Reizung des peripheren Endes eines durchschnittenen N. hypogastricus ließ sich der Auslaufstrahl unterbrechen. Der Verschluß kommt sicher oberhalb der Prostata, also besonders wohl am Sphincter trigonalis, zustande, denn v. Zeißl legte bis dorthin einen Katheter ein, um die Wirkung der distal gelegenen Harnröhrenmuskulatur auszuschließen. Ob auch diese letztere sich noch kontrahiert, ist nicht untersucht. An der Katze mit ihrer langen Harnröhre oberhalb der Prostata hat Elliott die Contraction der Ringmuskulatur sehr gut nachweisen können.

Die schließende Wirkung der Nn. hypogastrici steht nach diesen Reizversuchen fest. Durchschneidungsversuche müssen zeigen, wie groß die Beteiligung dieser Nerven am gesamten Verschlußapparat ist: da sieht man klar, daß sie nur sehr gering ist. Denn die Durchschneidung der Nn. hypogastrici führt zu keinerlei Inkontinenz (Mosso und Pellacani, Elliott u. a.). Ferner können die Nn. hypogastrici, wenn sie erhalten bleiben, die Nn. pelvici und pudendi (oder nur deren vordere Wurzeln) aber durchschnitten sind, nicht verhindern, daß bei jeder geringen Erhöhung des Bauchdrucks Urin abläuft (Dennig).

2. Der Einfluß der Nn. pelvici ist viel schwieriger zu verstehen und trotz vieler Versuche noch lange nicht endgültig geklärt. Von Zeißl hat ihre hemmende Wirkung auf „den Sphincter" so zeigen wollen: Er setzte das Blaseninnere in Kommunikation mit einem weiten Glasgefäß, damit Blasencontractionen keinen Druckanstieg mehr verursachten. Wenn er jetzt die Nn. pelvici reizte, so lief Urin durch die Urethra aus. Das mußte auf ein Nachlassen des Sphinctertonus zurückzuführen sein, da ja kein Druckanstieg mehr möglich war. Aber welche Sphincterteile sind das denn? Muß es wirklich eine Erschlaffung vorher kontrahierter Muskeln sein, besonders derer, die von dem angeblich antagonistischen N. hypogastricus innerviert werden? Offenbar nicht. Denn v. Frankl-Hochwart und Fröhlich (1904) fanden nach Hypogastricus- und Pudendusdurch-

schneidung immer noch eine gewisse Verschlußfähigkeit der Blase. Dieser Verschluß öffnete sich — wieder bei der v. Zeißlschen Ausschaltung des Druckes — auf Reize vom Gehirn hin, welche jetzt nur noch über die Nn. pelvici gehen konnten. Wenn durch die Kommunikation mit dem weiten Glasgefäß auch die mechanische Öffnung des Verschlusses durch Druckerhöhung ausgeschlossen war, so doch nicht die mechanische Wirkung der Detrusorcontraction selbst. Und diese muß in irgendeiner Weise einen Teil des Verschlusses direkt öffnen durch noch nicht endgültig geklärte Mechanismen; die verschiedenen Möglichkeiten werden weiter unten, S. 18f., besprochen. — Vielleicht hat der Pelvicus auch auf die distal gelegene Urethra eine geringe erweiternde Wirkung, entweder durch wirkliche Erschlaffung der Circulärfasern oder durch Contraction der spärlichen Längsfasern. Dafür sprechen Versuche von Elliott. Aber alle diese Wirkungen der Pelvicusreizung sind wenig konstant und sie werden von verschiedenen Untersuchern ganz geleugnet (Rehfisch u. a.).

Prüft man den Einfluß der Nn. pelvici statt durch Reizung mit ihrer Durchschneidung, so scheint diese auf den ersten Blick die Hemmung der Nerven auf den Verschluß zu bestätigen. Sofort tritt eine völlige Urinretention auf, die nicht nur auf die Atonie des Detrusors zurückzuführen ist, sondern auch auf einen tatsächlich verstärkten Verschluß. Denn beim Einführen des Katheters wird ein starker Widerstand empfunden (Lannegrace). Das würde sehr schön zum Schema passen: Die hemmende Wirkung der Nn. pelvici auf den Verschluß fiele weg, und die Nn. hypogastrici würden deshalb um so fester verschließen. Aber so kann es nicht sein. Wenn man nämlich die Nn. hypogastrici zugleich durchschneidet, so ist der Verschluß genau so verstärkt wie bei alleiniger Durchtrennung der Nn. pelvici (Lannegrace).

Ich glaube, auch diese Tatsachen lassen sich nur durch die Abhängigkeit des Verschlusses vom Detrusor infolge von mechanischen Momenten erklären: Durch die Atonie des Detrusors und Pelvicusdurchschneidung wird die Blase überdehnt, die Heißsche Detrusorschlinge angezogen, vielleicht die Blutfüllung der Uvula verändert und der Abgang der Urethra schräger.

Einige Tage nach der Durchschneidung, wenn der Detrusor wieder einen gewissen Tonus erlangt hat, läßt der Widerstand am Blaseneingang nach, und bald wird der Verschluß sogar schwächer als bei normalen Tieren. Das paßt nun gar nicht zu der Lehre, daß die Nn. pelvici den Verschluß hemmen. Sie müssen im Gegenteil auch noch an dem Verschluß in fördernder Weise beteiligt sein. Dies geht besonders auch aus kombinierten Nervendurchschneidungen vor: Während die Durchschneidung der Nn. hypogastrici oder der Nn. pudendi allein beim Hund den Blasenverschluß gar nicht oder nur ganz wenig verschlechtert, tritt eine erhebliche Inkontinenz auf, sobald man eines dieser Nervenpaare zusammen mit den Nn. pelvici (oder ihren vorderen Wurzeln) durchtrennt.

Um Klarheit darüber zu gewinnen, wie groß denn nun die verschließende Wirkung der Nn. pelvici sei, habe ich bei 3 Hunden (2 weiblichen, 1 männlichen) die Nn. hypogastrici und pudendi gemeinsam durchschnitten, so daß jetzt nur noch die Nn. pelvici übrig blieben.

Der Verschluß wurde bei 2 von den Tieren sehr schlecht; sie verloren durch jede Bewegung Urin und waren dauernd durchnäßt. Beim dritten, einem Weibchen, war die Inkontinenz nicht ganz so schlimm, sie trat nur durch stärkere

Druckerhöhung im Bauch auf, z. B. beim Aufrichten auf die Hinterbeine oder beim Bellen. Diese Störungen wurden durch viele Wochen beobachtet.

Die verschließende Wirkung der Nn. pelvici allein ist also nur gering, aber in Verbindung mit einem der beiden andern Nervenpaare hat sie eine erhebliche Bedeutung. Sie läßt sich nicht in den Reizversuchen, sondern nur durch die Ausfallerscheinungen in den verschiedenen Durchschneidungsversuchen nachweisen.

Endlich ist noch zu erwähnen, daß der Tonus der Sphincteren ebenso wie der des Detrusors reflektorisch bedingt ist. Hinterwurzeldurchschneidung führt zu schweren Verschlußstörungen, davon wird später noch die Rede sein.

Zusammenfassung.

Ein Teil des Verschlußapparates, bes. wohl die Heißsche Detrusorschlinge, ist direkt abhängig vom Zustand des Detrusors und deshalb von den Nn. pelvici. Bei normalem Detrusortonus ist eine mäßige Verschlußwirkung vorhanden, bei der Contraction des Detrusors wird dieser Teil des Verschlusses geöffnet, bei der Dehnung des Detrusors zugezogen, bei unvollständigem Detrusortonus nach der Lähmung ist der Verschluß wieder vermindert. Wir werden noch oft sehen, welche Rolle diese direkte Abhängigkeit des Verschlusses vom Zustand des Detrusors in der Pathologie spielt.

Ein andrer Teil des Verschlußapparates, der Sphincter trigonalis und die glatte Harnröhrenmuskulatur, hängt von den Nn. hypogastrici, ein dritter Teil, der quergestreifte Sphincter ext., von den Nn. pudendi ab.

Alle 3 Nervenpaare wirken zusammen am Verschluß. Der Ausfall der Nn. hypogastrici wird durch die beiden andern völlig kompensiert, der Ausfall der Nn. pudendi wird oft, aber nicht immer kompensiert, der der Nn. pelvici bewirkt erst eine Vermehrung, dann eine Verminderung des Verschlusses. Sobald zwei Nervenpaare durchschnitten sind, wird der Verschluß sehr schlecht.

Zusammenwirken von Detrusor und Sphincteren.

Wir überblicken noch einmal, was die zerflückende Untersuchung der einzelnen Nerven ergeben hat. Das v. Zeißlsche Schema hatte gelautet: Der N. pelvicus erregt den Detrusor und hemmt den Sphincter, der N. hypogastricus erregt den Sphincter und hemmt den Detrusor. Wenn das stimmte, dann wäre alles sehr einfach. Aber es stimmt nur zum Teil. Bei feinerer Beobachtung müßte man an jeder der 4 Funktionen etwas ändern, damit das Schema in die Wirklichkeit paßte.

Der N. pelvicus erregt nicht nur den Detrusor, sondern er hat neben einer geringen hemmenden Wirkung auf den Verschluß auch in irgendeiner Weise eine den Verschluß verstärkende Funktion. Ja, vielleicht ist auch die constrictorische Wirkung auf den Detrusor nicht ganz rein. Stewart sah bei kontrahierter Blase durch Reizung des N. pelvicus öfters eine Erschlaffung eintreten. Die Nervenwirkung wird also vielleicht eine verschiedene je nach dem augenblicklichen Spannungszustand des Muskels. Ähnliches hat Carlson 1922 an der Kardia gefunden. Er sah keinen Antagonismus zwischen Vagus und Sympathicus, sondern beide Nerven können hemmen und fördern; ob sie das eine oder andere tun, hängt vom jeweiligen Tonus der Kardia ab.

Der N. hypogastricus hat sicher hemmende Fasern für den Detrusor, aber auch constrictorische. Und den Verschluß befestigt er zweifellos, aber er ist keinesfalls „der" Nerv für den Verschluß, wie es oft dargestellt wird, denn gerade sein alleiniger Ausfall macht keine Verschlußstörung.

Jedenfalls kann keine Rede davon sein, daß der N. pelvicus als nur austreibender und der N. hypogastricus als nur zurückhaltender Nerv einander das Gleichgewicht hielten. Überall spielt der N. pelvicus die überragende Rolle. Es besteht kein eigentlicher Antagonismus zwischen Pelvicus und Hypogastricus, sondern ihre Funktion geht nur zum geringen Teil gegeneinander, und viel mehr in komplizierter Weise ineinander, wohinein noch die wichtige Wirkung des N. pudendus verwoben ist. Wir möchten auf die allgemeine Bedeutung dieser Tatsachen hinweisen. Das häufig angeführte Schema des reinen Antagonismus zwischen sympathischem und parasympathischem System findet in der Innervation der Harnblase keine Stütze.

Ganz besonders wichtig scheint mir die direkte Abhängigkeit des Verschlusses vom Zustand des Detrusors; man kann die beiden gar nicht voneinander trennen.

Bei der Öffnung des Blasenverschlusses werden die Sphincteren nicht einfach durch die Druckerhöhung infolge der Detrusorcontraction „überwunden". Dazu wären bei der kleinen Öffnung sehr große Kräfte nötig. Rehfisch hat auch gezeigt, daß die Öffnung keineswegs mit der größten Druckerhöhung zusammenfällt; sondern wenn bei der Einleitung der Miktion der Druck in der Blase steigt und dann allmählich wieder fällt, so wird der Verschluß oft erst dann geöffnet, wenn der Druck schon nicht mehr am höchsten ist, und die Urethra bleibt offen, wenn der Druck während der Miktion immer weiter sinkt. Die Sphincteren werden also nicht passiv aufgedrückt, sondern müssen sich durch andere Mechanismen öffnen.

Für die Öffnung der Detrusorschlinge gibt es verschiedene Möglichkeiten. Schon Kohlrausch hat 1854 angenommen, daß die Detrusorfasern in den Sphincter einstrahlten und ihn auseinanderzögen. Dies hat auch Versari 1897 gefunden, während Kalischer und Zuckerkandl nicht an eine solche Anordnung glauben. Wlasow scheint (soviel aus den Referaten zu sehen ist, das russische Original ist mir leider nicht zugänglich) ähnlich wie Heiß eine Schlingenform der Detrusorfasern anzunehmen und glaubt, daß durch Contraction der Fasern die Schlinge geöffnet werde. Während Kalischer die Muskulatur des Trigonum vesicae als Schließvorrichtung angesehen hatte („sphincter trigonalis"), glauben amerikanische Autoren neuerdings (Wesson, Young und Macht) auf Grund cystoskcpischer Beobachtungen, daß die Contraction des Trigonum den Verschluß öffne.

Einen Einfluß auf die Erweiterung der Öffnung hat wohl auch die radiologisch nachweisbare (Blum, Eisler und Hryntschak) Formveränderung der Blase bei Einleitung der Miktion.

Herr Professor Heiß war so freundlich, mir seine vorläufige Ansicht über die mechanische Eröffnung nach noch nicht endgültig abgeschlossenen Versuchen mitzuteilen: „Für die Öffnung des Blasenverschlusses kommen, meiner Ansicht nach, folgende bisher nicht berücksichtigte Momente in Betracht:

1. Es ist mir gelungen, in der hinteren Blasenwand, und zwar in der Detrusorschichte elastische Elemente nachzuweisen, die, zu einem deutlichen Strang bzw. Band sich formend, in der Medianlinie zur Uvula ziehen und in sie ausstrah-

len. Diese elastischen Fasern vermögen das Widerlager der Uvula aus der umklammernden Detrusorschlinge herauszuziehen.

2. Bei zunehmender Füllung der Blase, d.h. wenn ein bestimmter Füllungsgrad erreicht ist, entfaltet sich der Blasenhals, der Annulus urethralis mitsamt der in ihm gelegenen Detrusor-Sphincterschlinge wird verlagert, er rückt in die Höhe.

3. Die leere Blase des Kindes und des Erwachsenen zeigt im Gegensatz zur fötalen und zur Blase des Neugeborenen, deren Blasenachse vertikal verläuft und sich in die Urethra festsetzt, eine Abknickung, so daß die Achse der Harnblase — d. i. die Verbindungslinie vom Blasenscheitel zum Orificium int. urethrae — mit der Richtung des Pars prostatica der Harnröhre einen nach vorn und unten offenen, mehr oder weniger stumpfen Winkel bildet. Dieser Winkel wird größer mit zunehmender Füllung der Blase dadurch, daß die obere Partie der Blase sich aufrichtet und gleichzeitig durch die bei zunehmender Füllung sich ausbuchtende vordere Blasenwand von der vorderen Bauchwand sich abdrängt. Dazu kommt noch

4. daß die, die Blase an der Symphyse fixierenden elastisch-muskulären Faserzüge der Ligg. pubovesicalia und prostatica einen dilatierenden Zug auf den vorderen Umfang des Orificium ausüben.

Außerdem müßte

5. noch an eine Entleerung des Plexus trigonalis gedacht werden und damit an Abschwellung der Schleimhaut und Uvula.

Alle diese Momente, die ich an zahlreichen Objekten verschiedenen Lebensalters und vor allem verschiedener Füllungsgrade der Blase eruiert habe, kommen als nicht nervöse Komponenten in Betracht, spielen aber, wie ich glaube, eine nicht zu unterschätzende Rolle."

Außer solchen direkten Zusammenhängen zwischen Detrusor und Verschluß, die besonders bei Contraction des Detrusors zutage treten müssen, gibt es aber noch reflektorische Beeinflussungen zwischen den beiden. Dies hat Barrington 1921 in sehr hübschen und gründlichen Versuchen gezeigt. Er durchtrennte bei decerebrierten Katzen die Harnröhre gleich unterhalb der Blase und schob in jedes der durchtrennten Stücke ein Glasrohr ein, das mit einem Manometer und Zuflußreservoir in Verbindung stand. Damit konnte er gleichzeitig den Druck in der Blase und in der Harnröhre messen, und beobachten, wann die Harnröhre auslief. Er fand so folgende 5 Reflexe:

3 Reflexe welche die Blase kontrahieren:

1. Blasendehnung durch Füllung (zentripetal und -fugal N. pelvicus).

2. Durchfließen von Flüssigkeit durch die Urethra (zentripetal N. pudendus, -fugal N. pelvicus).

3. Dehnung der hinteren Urethra (zentripetal und -fugal N. hypogastricus).

Weiter 2 Reflexe, welche die Urethra erschlaffen:

4. Durchfließen durch die Urethra erschlafft diese (zentripetal und -fugal N. pudendus).

5. Blasencontraction bewirkt Harnröhrenerschlaffung (zentripetal N. pelvicus, -fugal N. pudendus).

Es läßt sich nun sehr schön ausrechnen, wie die Koppelung dieser Reflexe eine völlige Miktion bedingen könnte: Die Füllung der Blase macht Contractionen (Reflex 1), diese rufen eine Erschlaffung der Harnröhre hervor (Refl. 5). Wenn nun Flüssigkeit durch die Urethra fließt, erschlafft diese noch mehr (Refl. 4) und macht umgekehrt wieder Blasencontractionen (Refl. 2). So würde man verstehen, daß die Blase sich völlig entleert. (Der Sinn von Refl. 3 bleibt unklar.)

Barrington zeigte weiter, daß der 3.—5. Reflex bei Rückenmarkdurchtrennung noch vorhanden ist, der 1. und 2. aber nicht mehr. Damit erklärt er die unvollständige Miktion und den Restharn nach Rückenmarkdurchschneidung.

So schön diese Versuche sind, so müssen wir uns doch darüber klar sein, daß die Reflexe normalerweise nur eine geringe Rolle spielen. Die Durchschneidung der Nn. pudendi stört die Austreibung des Urines kaum. Nur unter erschwerten Umständen (Urinieren bei eingelegtem Katheter) geht die Miktion dann nicht mehr so gut (Dennig). Auch nach Hypogastricusdurchschneidung habe ich keinen Restharn auftreten sehen. Und wenn die Nn. hypogastrici und pudendi gemeinsam durchschnitten wurden, so daß die Reflexe 2—5 ausfallen mußten, selbst dann habe ich an den S. 16 f. beschriebenen Hunden völlige Miktion beobachtet.

Sobald aber die Nn. pelvici durchtrennt werden, kommt es zu Restharn. Die völlige Entleerung der Blase bei der Miktion steht und fällt mit dem Erhaltensein der Nn. pelvici. Und zwar müssen, wie wir später noch sehen werden, deren motorische und sensible Fasern intakt sein.

Außer diesen Reflexen über das Zentralnervensystem gibt es noch periphere Reflexe. Sehr bekannt ist der „Sokownin-Reflex" über die Nn. hypogastrici, auf dessen genaueres Studium Langley seine Lehre vom Axonreflex begründete (s. Abb. 7).

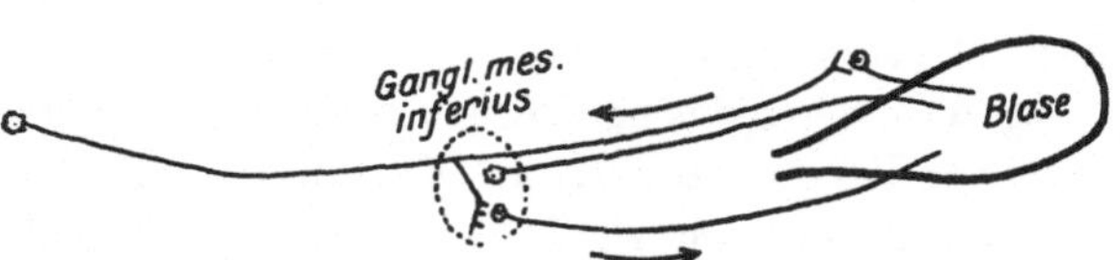

Abb. 7. Axonreflex über die Nn. hypogastrici (u. Langley: Schäfers Textbook p. 679).

Wird ein N. hypogastricus durchschnitten und das zentrale Ende gereizt, so tritt eine Contraction auf der entgegengesetzten Blasenhälfte ein. Wenn nun die efferenten Nerven zwischen Rückenmark und Ganglion mesentericum inferius durchschnitten werden und Degeneration abgewartet wird oder dieses Ganglion mit Nicotin beträufelt wird, so fehlt der Reflex, während direkte Reizung des andern N. hypogastricus noch Blasencontraction macht. Langley nimmt daher an, daß präganglionäre motorische Fasern des N. hypogastricus (deren Ganglienzelle weiter peripher liegen müßte als das Gangl. mesent. inf.) afferent leiten und oberhalb des Ganglion mes. inf. durch einen Seitenast über Zellen des Gangl. mes. inf. der andern Seite eine efferent verlaufende Erregung bewirken. Der Reflex käme also außerhalb des Rückenmarks und ohne Beteiligung sensibler Bahnen zustande.

Auch die hemmende Wirkung der Nn. hypogastrici läßt sich in diesem Reflex nachweisen (Elliott).

Aber auch dieser theoretisch so interessante Reflex spielt für die Pathologie der nervösen Blasenstörungen kaum eine Rolle, da ja nach Durchschneidung der Nn. hypogastrici außer einer leichten Tonusvermehrung der Blase keine Störungen auftreten.

Überblick über die verschiedenen Nervendurchschneidungen[1]).

Um aus der großen Zahl der Versuche einen Überblick zu gewinnen, ordnen wir sie noch einmal neu nach den Nerven, während wir bisher von der Funktion ausgegangen waren.

1. Die Durchschneidung der Nn. pelvici führt zuerst zu Atonie des Detrusors und vermehrtem Verschluß. Wird das Tier sich selbst überlassen, so kommt es oft zu Blasenblutungen infolge von Überdehnung. Aus der übervollen Blase tröpfelt schließlich der Urin in kleinen Mengen fast dauernd ab. Man kann die Blase künstlich einigermaßen entleeren, indem man von außen auf sie drückt und den Druck konstant bestehen läßt. Dann öffnet sich nach einigen Sekunden der Verschluß, und man kann bei weiterem Drücken viel, aber nicht allen Harn entleeren (Barrington 1914). Dieser Vorgang ist nicht recht geklärt, die lange Latenz spricht gegen die einfache Überwindung der Sphincteren und für Reflexe. (Öffnen der Detrusorschlinge durch leichte Detrusorcontractionen unter dem langen und starken Reiz des hohen Drucks? Öffnen der anderen Sphincteren durch Reflexe über die Nn. hypogastrici und pudendi?) Nach einigen Tagen (2—19 Tagen bei der Katze, Barrington) wird die Contractionsfähigkeit der Blase besser, sie entleert sich von Zeit zu Zeit reflektorisch, aber unvollständig. Der Verschluß ist jetzt schlechter als am normalen Tier: geringer Widerstand beim Sondieren (Lannegrace).

2. Die Durchschneidung der Nn. hypogastrici verringert durch den Wegfall der hemmenden Fasern für den Detrusor die Blasenkapazität und führt daher zu etwas häufigeren Miktionen. Der Verschluß ist nicht merklich gestört.

3. Durchschneidung der Nn. pudendi macht bei Katzen manchmal leichte, manchmal schwere Inkontinenz (Träufeln bei allen Bewegungen, Barrington); bei Hunden macht sie nur eine ganz leichte Verschlußschwäche. Die Funktion des Detrusors bleibt ungestört. Die Harnröhrensensibilität ist verloren, die Tiere wissen dann nicht mehr, wann die Miktion beendet ist (Dennig).

4. Durchschneidung der Nn. pelvici und hypogastrici: Wie bei 1 erst Retention, dann reflektorische Entleerungen. Daneben aber sehr schlechter Blasenverschluß, so daß bei allen stärkeren Bewegungen Urin abträufelt (Lewandowsky und Schultz, Elliott, Dennig).

5. Durchschneidung der Nn. pelvici und pudendi: Wieder erst Retention, dann reflektorische Entleerungen. Noch schlechterer Verschluß als bei 4 (Barrington an der Katze, Dennig am Hund).

6. Durchschneidung der Nn. hypogastrici und pudendi: Während beim Hund die Durchtrennung jedes einzelnen dieser Nervenpaare keine oder nur ganz geringe Verschlechterung des Verschlusses bewirkt, macht die gemeinsame Durchschneidung beider eine schwere Inkontinenz (s. S. 16f.). Bei Katzen leichte oder schwere Inkontinenz wie bei 3 (Barrington).

7. Durchschneidung von beiden Nn. hypogastrici und einem N. pelvicus macht keine gröberen Störungen (Lannegrace).

8. Durchschneidung aller 3 Nervenpaare und damit **völlige Isolierung der Blase und Harnröhre vom Zentralnervensystem**: Auch jetzt zuerst Detrusor-

---

[1]) Ausgezeichnete Darstellung bei Metzner (1905). Ein gutes englisches Referat bei Fearnsides (1917).

atonie mit Retention, dann von Zeit zu Zeit unvollständige Entleerungen von größeren Harnmengen. Daneben aber immer so schlechter Blasenverschluß, daß fast dauernd etwas abträufelt (Dennig).

Detrusorcontractionen kommen also sicher ohne Zentralnervensystem zustande, aber nur durch Reize, die die Blase selbst betreffen, also besonders durch Dehnung, aber auch durch Reize, die vom Rectum aus die Blase treffen, oder durch Erhöhung der Bauchpresse. Die Blase spricht sogar jetzt auf solche Reize viel leichter an als die normale (Dennig), wie dies auch sonst bei glatten Muskeln nach Isolierung vom Zentralnervensystem der Fall ist (s. bes. Lewandowsky 1913).

Es erhebt sich die Frage, ob diese Detrusorcontractionen durch Nerven ausgelöst werden oder ob der Muskel direkt auf die Reize anspreche. Tatsächlich kann die ausgeschnittene Kaninchenblase sich auf Füllung noch kontrahieren; ja, sie zeigt auch noch rhythmische Contractionen (O. B. Meyer, Abelin). Aber das beweist nichts gegen eine neurogene Entstehung; denn beim Ausschneiden bleiben sicher noch Zellen des Plexus vesicalis an der Blase. Elliott hat es versucht, an der Katzenblase in situ alle Ganglien zu entfernen. Er fand direkt nach der Operation dann noch rhythmische Contractionen und solche auf elektrische Reize. Nach 9 Tagen, wenn Degeneration der Nervenfasern eingetreten war (der Muskel degeneriert nicht; Elliott, Wijnen), waren die rhythmischen Contractionen verschwunden, und die Ansprechbarkeit auf elektrische Reize war sehr viel geringer. Alle Nervenzellen dürfte auch er wohl nicht entfernt haben, da solche in der Blasenwand selbst liegen (Hryntschak u. a.), aber seine Versuche zeigen doch, daß die peripheren Ganglien für die vom Zentralnervensystem abgetrennte Blase noch sehr wichtig sind.

Ergebnis der peripheren Nervenreizungen und -durchschneidungen.

Detrusor und Verschlußapparat der Blase sind direkt und reflektorisch innig miteinander verbunden. Bei der Austreibung wie bei der Zurückhaltung des Urins sind alle 3 Nervenpaare, die Nn. pelvici, hypogastrici und pudendi, beteiligt. Der Ausfall einzelner Nerven kann von den übrigen oft noch kompensiert werden.

Für die Austreibung des Urins sind die wichtigsten Nerven die pelvici. Nach ihrer Durchschneidung ist die Anpassung des Detrusors an den Inhalt erheblich gestört, und die Blasencontractionen bei der Miktion sind unvollständig, so daß der in der Pathologie so wichtige Restharn zurückbleibt. Die Fähigkeit, durch Contraction eine größere, wenn auch nicht die gesamte Harnmenge zu entleeren, bleibt der Blase auch nach völliger Isolierung vom Zentralnervensystem.

Der Blasenverschluß wird immer gestört, sobald der Detrusor geschädigt ist. Bei Detrusorlähmung wird die Verschlußstärke zuerst vermehrt, später vermindert. Wir werden auch in der menschlichen Pathologie später sehen, daß eine erhebliche Funktionsstörung des Detrusors immer mit einer Schädigung des Verschlusses einhergeht.

Isolierte Verschlußstörung ohne stärkere Detrusorinsuffizienz wäre vielleicht möglich bei Verletzung beider Nn. pudendi, sicher zu erwarten bei gemeinsamer Verletzung der Nn. pudendi und hypogastrici.

Beim Menschen kennen wir kaum Blasenstörungen durch periphere Nervenverletzung. Die Polyneuritis ergreift die Blasennerven offenbar nur sehr selten. Wir würden Störungen aber auch nur bei doppelseitiger Erkrankung der Nerven erwarten. Alle Autoren sind sich darüber einig, daß die Polyneuritis fast nie Blasenstörungen macht. Doch gibt es einige Ausnahmen, es sind dann auf kürzere Zeit erschwerte Miktion oder Inkontinenz beobachtet worden (Literatur bei v. Frankl-Hochwart und Zuckerkandl).

Von der Sensibilität, der willkürlichen Beeinflussung der Blase und von den Ergebnissen der Vorder- und Hinterwurzeldurchschneidungen wird in späteren Kapiteln die Rede sein.

Die Sensibilität der Blase.

Die Sensibilität der inneren Organe unterscheidet sich erheblich von der der Haut. Im Magen-Darmkanal werden z. B. Temperaturunterschiede und Berührung nicht perzipiert, dagegen wird Schmerz unter bestimmten Voraussetzungen sogar sehr lebhaft empfunden, aber schlecht lokalisiert.

Die Blase verhält sich hier in vielem ähnlich wie der Magen-Darmkanal, aber doch nicht völlig gleich. Temperaturunterschiede in der Blase kommen nicht zum Bewußtsein. Man kann durch einen Gummikatheter warmes oder kaltes Wasser einfüllen, ohne daß dies unterschieden wird (Zimmermann). Berührung mit einem stumpfen Gegenstand wird am Fundus der Blase entweder gar nicht (Zimmermann) oder nur ausnahmsweise (Waltz) gefühlt, dagegen wird sie in der Gegend der Sphincteren immer deutlich empfunden.

Im übrigen haben wir von der Blase folgende Empfindungen:

1. Es gibt Blasenschmerzen.

2. Wir haben, wenn wir darauf achten, eine gewisse Empfindung davon, wie voll die Blase ist.

3. Die Empfindung des Harndrangs.

4. Wir empfinden, wann eine Miktion vor sich geht und wann sie beendet ist.

Wir haben zu untersuchen, was der adäquate Reiz für die Empfindungen ist und auf welchem Weg die Erregung fortgeleitet wird.

Zur Schmerzempfindung: Wir vergleichen nochmals mit dem Darm. Hier ist die Schleimhaut für Stiche, chemische und elektrische Reize völlig unempfindlich. Nur Muskeldehnung und -contraction auf größere Strecken ist schmerzhaft. Nach den Einen entsteht der adäquate Reiz im Muskel (in neuerer Zeit besonders von Fröhlich und H. H. Meyer [1922] vertreten), nach Andern, besonders Lennander, ist es der Zug am Peritoneum, der den Schmerz verursacht. Für die Blase mit ihrem lockeren Peritonealüberzug, der nur den oberen Teil umhüllt, ist, soweit ich sehe, das Peritoneum nie als Empfindungsorgan angesprochen worden. Es kommen also noch Muskulatur und Schleimhaut in Frage. Zweifellos schmerzt starke Dehnung oder Contraction der Muskulatur. So wird durch übermäßige Füllung das Gefühl des Harndranges geradezu schmerzhaft und so macht auch die Unterbrechung einer Miktion während der Blasencontraction schmerzhaften Drang.

Die Frage aber ist, ob außer den Muskelschmerzen auch Schmerzen in der Schleimhaut entstehen könnten und ob diese dann vielleicht einen andern Charakter hätten. Das ist noch nicht entschieden, manches spricht dafür, anderes dagegen.

Anatomisch lassen sich in der Blasenschleimhaut Nervenendigungen nachweisen, die denen in der Haut nicht unähnlich sind (Michailow u. a.). Diese könnten natürlich die Empfindungen direkt vermitteln, aber es braucht nicht so zu sein, ihre Reizung könnte auch nur Reflexe auf die Muskulatur auslösen.

Es gibt nämlich wohl keine Blasenschmerzen, bei denen nicht auch die Muskelspannung vermehrt wäre. So treten die Schmerzen beim Einfüllen von ätzenden Flüssigkeiten in die Blase immer zugleich mit Detrusorcontractionen auf, wie ich bei Spülungen mit 1—2% Silbernitratlösung (zur Cystitisbehandlung nach Schottmüller) am Manometer oft geschen habe. Da auch die Cystitis zu vermehrtem Druck in der Blase führt (Adler) und die Schmerzen hier besonders während und nach der Miktion, also wieder mit der Muskelcontraction, kommen, so ist nicht zu entscheiden, ob eine übermäßige Muskelspannung den Schmerz hervorruft oder Bewegungen der entzündeten Schleimhaut. Für den letzteren Fall könnte man noch annehmen, daß Schleimhautnerven, die sonst keinen Schmerz vermitteln, entsprechend der Goldscheiderschen „Umstimmung" der Nerven im entzündeten Gebiet jetzt Schmerz hervorrufen könnten.

Gegen den faradischen Strom verhält sich die Blasensensibilität anders als die des Darmes. Während am Darm die faradische Reizung der Schleimhaut und die dabei auftretende lokale Muskelcontraction nicht schmerzt, ist die faradische Reizung des Blaseninnern schmerzhaft, obgleich es nach den Untersuchungen von Waltz zu keiner allgemeinen Blasencontraction kommt. Auch hier ist nicht festzustellen, ob die Schleimhaut schmerzempfindlich ist oder ob schon eine kleine lokale Muskelcontraction schmerze. Der Unterschied zum Darm muß entweder auf eine qualitativ andersartige oder auf eine quantitativ bessere Nervenversorgung der Muskulatur oder der Schleimhaut zurückzuführen sein. Die geringe Schmerzempfindlichkeit des Darmes wird ja von manchen, z. B. Kappis, auf die geringe Dichte der Nerven bezogen.

Soviel steht also fest: Starke Muskelcontraction oder -dehnung der Blase ist schmerzhaft. Dagegen ist es nicht sicher, ob die Schleimhaut eigene Schmerzfasern besitzt.

Die Empfindung vom Füllungszustand der Blase hängt sehr wahrscheinlich von der Wandspannung ab. Wir haben ja gesehen, daß die Blase verschiedene Inhaltsmengen unter etwa gleichem Druck hält, aber die Spannung der Wand ist doch eine verschiedene, weil sich der Radius dann verändert.

Die Spannung wird bei größerer Füllung unangenehm empfunden, und es gibt dann einen Übergang zu dem, was wir Harndrang nennen. Der leichtere Harndrang ist also nichts anderes als diese Empfindung von der Spannung. Bei Vermehrung des Harndrangs zeigt sich etwas Neues: er schwillt an und ab. Das Auftreten des Drangs wird nun sehr peinlich und geradezu schmerzhaft. Wird ihm nicht nachgegeben, so verschwindet er wieder, um nach einiger Zeit zurückzukehren. Man wird an den Verlauf von Wehen erinnert.

Für die Entstehung des Harndrangs sind verschiedene Erklärungen gegeben worden[1]. Man ging z. B. davon aus, daß mechanische Reizungen und Entzündungen der hinteren Harnröhre zu sehr heftigem Harndrang führen können. So glaubte man, daß auch der normale Harndrang dort entstehe (Goltz, Lan-

---

[1] Literatur bei v. Frankl-Hochwart u. Zuckerkandl.

dois u. a.). Bei einer gewissen Füllung der Blase sollten Contractionen entstehen und den Sphincter int. überwinden, den Sphincter ext. aber nicht. Die Berührung des Urins mit der hinteren Urethra zwischen Sphincter int. und ext. sollte den Harndrang verursachen. Für den normalen Harndrang stimmt diese Theorie sicher nicht; das läßt sich radiologisch nachweisen. Bei Harndrang sieht man Veränderung der Blasenform (Detrusorcontraction), aber der Abschluß nach der Harnröhre bleibt fest. Erst bei der Miktion öffnen sich die Sphincteren gemeinsam (Blum, Eisler und Hryntschak 1920). Können wir somit für den normalen Harndrang nicht glauben, daß er in der hinteren Harnröhre entstehe, so ist doch sicher, daß bei Entzündungen dort pathologischer Harndrang zustande kommt. Ich möchte aber glauben, daß das quälende Gefühl dabei etwas anderes sei als der normale Harndrang. Es dürfte sich von ihm nicht nur der Intensität, sondern auch der Qualität und Lokalisation nach unterscheiden. Bei Dehnung der Pars prostatica urethrae, die Frankl-Hochwart und Zuckerkandl durch einen aufblähbaren Ballon vornahmen, gab nur ein Teil der Untersuchten Harndrang an, die anderen aber verspürten nur ein unangenehmes Fremdkörpergefühl.

Andere Autoren nehmen als Ursache für die Empfindung des Harndrangs einfach die Dehnung der Blasenwand an. Wieder andere halten die Contractionen des Detrusors für den adäquaten Reiz. Diese letztere Theorie, zuerst von Guyon ausgesprochen, hat wohl die meisten Anhänger. Es spricht tatsächlich vieles dafür: Bei starkem Harndrang kann man am Manometer hohe Druckschwankungen ablesen; radiologisch sieht man wie erwähnt eine Umformung der Blase; auch das An- und Abschwellen des Drangs läßt sich durch das Auftreten und Verschwinden von Muskelcontractionen wie bei den Wehen erklären. Aber es ist offenbar nicht die Contraction allein. Schon Born hat 1887 mit Recht darauf hingewiesen, daß während der Miktion, wenn die Blase sich doch dauernd kontrahiert, der Harndrang aufhört. Wird aber die Miktion vor Beendigung unterbrochen, so tritt sofort heftigster Drang ein. Der Unterschied ist klar: während der Miktion fällt der Druck in der Blase ab, und dann macht die Contraction des Detrusors keinen Drang mehr. Vor der Miktion aber oder bei ihrer Unterbrechung bewirkt die Detrusorcontraction eine sehr starke Drucksteigerung in der Blase (oft über 1 m H_2O). Also nicht die Contraction allein, sondern nur die Contraction gegen einen Widerstand, d. h. die Erhöhung der Muskelspannung, macht Harndrang. Sind es doch auch am quergestreiften Muskel die Spannungsunterschiede, die empfunden werden (v. Frey). Eine höhere Muskelspannung im Detrusor können wir aber statt durch Contraction gegen einen Widerstand ebensogut durch Dehnung ohne Contraction erreichen. Und so kommen die Dehnungs- und die Contractionstheorie auf dasselbe hinaus. Viele Leute empfinden auch bei Füllung der Blase Harndrang noch lange ehe im Manometer sichtbare Contractionen auftreten; das habe ich oft gesehen. Wir können uns vorstellen, daß etwa derselbe Grad von Wandspannung und damit derselbe Harndrang entstünde einmal bei geringem Blaseninhalt und Detrusorcontraction, und ein anderes Mal bei großem Inhalt ohne Contraction.

Meist ist es aber so: Bei zunehmender Füllung tritt durch die Dehnung ein gewisser Harndrang ein; die Dehnung bewirkt aber auch reflektorisch Contractionen, und jetzt wird der Drang sehr viel heftiger. Bei weiterer Zunahme von

Dehnung und Contraction wird er geradezu schmerzhaft. Wir haben so fließende Übergänge vom „Gefühl der vollen Blase" zum Harndrang bis zum Schmerz.

Das periodische Auftreten der Detrusorcontractionen scheint mit einer schnellen Ermüdbarkeit des Muskels zusammenzuhängen. Langley und Anderson fanden im Tierversuch bei Pelvicusreizung ein sehr schnelles Nachlassen der Contractionen, wenn sie bei verhindertem Ausfluß häufig oder lange reizten; und bei starker Blasenfüllung wirkte der Pelvicusreiz kaum mehr. So hören auch beim Menschen bei übermäßig starker Füllung die Wellen des Harndrangs auf, die Blase contrahiert sich eben nicht mehr.

Mit der Detrusorspannung in reflektorischem Wechselspiel stehen die Sphincteren. Auch ihr Spannungszustand könnte natürlich Empfindungen verursachen. Es liegt aber nicht der geringste Beweis dafür vor, daß nur der Sphinctertonus am Harndrang beteiligt sei, wie eine von vielen unnützen Hypothesen lautet.

Bekanntlich tritt der Harndrang im normalen Leben bei recht verschiedenen Füllungen der Blase auf. Die auslösenden Ursachen für den Drang sind sehr mannigfaltig und daher schwer einzeln zu erfassen. Es ist aber wichtig für das Verständnis und die Behandlung besonders der nervösen Blasenstörungen, alle diese Vorgänge zu analysieren.

Eine große Rolle spielen seelische Momente. Sie können Spannungsveränderungen in der Blase und damit Harndrang verursachen. Wir haben schon davon gesprochen, daß Mosso und Pellacani bei den geringsten Affekten schon sehr deutliche Blasencontractionen registrieren konnten. Aber diese Contractionen sind gewöhnlich nur schwach.

Stärkere Affekte, besonders Angst, können aber zweifellos große Blasencontractionen mit Harndrang machen, die bei Tieren und bei Kindern oft zur Miktion führen. Ein drastisches Bild davon gibt das Rembrandtsche Gemälde vom Raub des kleinen Ganymed durch den Adler.

Noch anders wirkt die Psyche: Die Vorstellung einer Miktion macht Harndrang. Wenn man an einer Bedürfnisanstanlt vorbeigeht oder einen andern urinieren sieht, so bekommt man selber den Drang dazu. Das ist meist nicht ein verstandesmäßiges Ausnützen der günstigen Gelegenheit, sondern richtiger Harndrang, der unterdrückt werden muß, wenn ihm nicht nachgegeben wird. Ja, die Ursache der Auslösung braucht gar nicht zum Bewußtsein zu kommen. Man kann z. B. Harndrang verspüren und erst eine genaue Überlegung läßt einem hinterher einfallen, daß man eben einen andern hat urinieren sehen. Ein bekanntes Hilfsmittel bei der Erziehung der Kinder zur willkürlichen Miktion ist das Laufenlassen des Wasserhahnes, das an die Miktion erinnert und sie deshalb erleichtert.

Mosso und Pellacani sahen Blasencontractionen, wenn sich die Versuchsperson eine Miktion nur vorstellte. So kann man sich auch hierbei den Harndrang aus Erhöhung der Wandspannung erklären. Es scheint mir aber noch nicht ausgemacht, daß bei dieser Entstehung des Harndrangs nur die Peripherie beteiligt sei. Bekanntlich ruft die Vorstellung einer Empfindung häufig die wirkliche Empfindung selbst hervor. Wenn z. B. von Flöhen gesprochen wird, fangen manche Leute an, sich zu kratzen, weil sie eben wirklich Juckreiz empfinden. So könnte auch die Vorstellung der Miktion zentral das Gefühl des Harndrangs bedingen, ohne daß die Wandspannung in der Blase sich änderte.

Hierher gehört auch der Einfluß der Aufmerksamkeit. Wenn wir darauf achten, so kommen uns gewisse Empfindungen, z. B. die von ganz geringen Spannungsunterschieden in der Blase, viel eher zum Bewußtsein als bei Ablenkung.

Endlich spielt die Gewohnheit eine sehr große Rolle, und zwar in zwei Richtungen: Einmal ist man gewohnt, zu bestimmten Tageszeiten zu urinieren, besonders morgens beim Aufstehen und abends beim Zubettgehen. Der Drang dazu stellt sich ein, wenn man auch kurz vorher uriniert hat und fast nichts in der Blase ist. Außerdem kann man sich aber offensichtlich daran gewöhnen, nicht so häufig zu urinieren, und empfindet dann auch erst bei größeren Füllungen Harndrang. So habe ich bei Diabetikern, die große Harnmengen produzierten, gesehen, daß sie erst bei viel vollerer Blase urinierten als der Durchschnitt der Menschen und daß sie diese Gewohnheit auch beibehielten, als sie unter Diät nur noch normale Harnmengen hatten. Vermutlich beruht auch das seltenere Urinieren der Frauen auf einer solchen Gewohnheit, die durch Erziehung erreicht wird.

Weiter ist bekannt, daß man in der Kälte öfter uriniert und daß namentlich das Hinaustreten aus warmen Räumen ins Kalte Harndrang macht. Das dürfte auf reflektorisch vermehrter Wandspannung beruhen. Haben doch Weitz und Sterkel am Magen radiologisch in der Kälte eine deutliche Tonuszunahme zeigen können. — Im Schlaf dürfte wohl der Tonus der Blasenmuskulatur ebenso nachlassen wie der anderer glatter Muskeln (z. B. ist es von den Gefäßmuskeln bekannt); die geringere Wandspannung könnte, wenn wir von den Vorgängen im Zentralnervensystem während des Schlafes absehen, zu dem geringeren Miktionsbedürfnis im Schlaf beitragen.

Eine weitere Möglichkeit wäre, daß die Zusammensetzung des Harns einen Einfluß auf den Harndrang hätte. Das wird häufig angenommen, z. B. schreibt A. Adler: „Man kann sich dann erklären, daß ein spezifisch leichter Urin, wie der eines an Diabetes Erkrankten, erst bei höheren Füllungen Harndrang verursacht, d. h. erst dann einen Reiz abgibt, wie ihn ein konzentrierter schon bei einer ganz geringen Füllung hervorruft."

Der verschiedene Harn könnte entweder durch Reiz auf die Blasenschleimhaut direkt eine Empfindung des Dranges machen (das ist nach allem bisher Besprochenen sehr unwahrscheinlich) oder aber er könnte die Spannung der Muskulatur durch Tonusänderung oder Contractionen reflektorisch beeinflussen und dadurch Harndrang machen. Wenn wir wieder mit dem Magen vergleichen, so ist daran zu erinnern, daß hier nicht nur die Konsistenz, sondern besonders die Acidität des Inhalts auf die Contractionen einwirkt.

Da keinerlei Beweis für solche Zusammenhänge bei der Blase besteht, habe ich es unternommen, dies zu untersuchen. Die Frage ist ja nicht nur von theoretischem Interesse: Bekanntlich gibt man Enuretikern wenig zu trinken. Wenn aber der konzentrierte Urin stärkeren Harndrang macht, so wäre das eine falsche Behandlungsart.

Folgende Momente in der Zusammensetzung des Harns könnten für den Harndrang in Frage kommen:

1. Das spezifische Gewicht, wie Adler in dem eben zitierten Satz annimmt (nebenbei bemerkt, ist der Diabetikerharn durch den Zucker spezifisch schwer und nicht leicht, wie er meint). Rein hydrostatisch kann es aber kaum etwas auf den Wanddruck ausmachen, ob die Flüssigkeit das Gewicht 1,000 oder allenfalls 1,040 hat, also um $4^0/_0$ schwankt. Es müßten also schon andere als rein physikalische Momente gesucht werden.

2. Die Acidität des Harns, die ja physiologisch zwischen p 6 und 8 wechselt, könnte wie am Magen den Tonus beeinflussen[1]).

3. Irgendwelche Stoffe im Harn könnten spezifisch reizend auf die Schleimhaut wirken.

Hierüber kann nur das Experiment entscheiden. Bei den Versuchen ist es wichtig, alle Faktoren bis auf die Harnzusammensetzung gleich zu machen, da wir ja gesehen haben, wie stark Gewohnheit, psychische Reize usw. wirken.

1. Versuchsanordnung: Die gleichmäßigsten Bedingungen haben wir, wenn wir verschiedene Flüssigkeiten durch den Katheter in die Blase einfüllen. Dabei können wir den Druck bei den verschiedenen Füllungsgraden messen und beobachten, wann die großen Contractionen beginnen. Wir achten jetzt also nur auf die Spannung der Blasenwand, die ja für den Harndrang maßgebend ist. Auf die subjektive Angabe, wann Harndrang einträte, haben wir verzichtet, weil sie so unsicher ist bei der darauf gelenkten Aufmerksamkeit und weil es sehr schwer ist, die verschiedenen Grade von Harndrang zu bezeichnen.

Die Technik war folgende: In einem ruhigen warmen Zimmer wurden die Patienten auf einen Untersuchungstisch gelegt, der Katheter eingeführt und die Blase entleert. Nun ließ ich durch den Katheter die Flüssigkeit einlaufen, und zwar unter völlig gleichem Druck, gleicher Temperatur (dies ist nach Mosso und Pellacani sehr wichtig) und in gleichen Zeiträumen.

Die Konstanz des Füllungsdruckes, 18 cm über der Symphyse, wurde dadurch erhalten, daß das Reservoir, aus dem eingefüllt wurde, nach dem System der Mariotteschen Flasche eingerichtet war. Die Konstanz der Temperatur ließ sich durch ein großes mit Wasser von 37^0 C gefülltes Glasgefäß erreichen, in dem das Reservoir stand. Die Verbindungsschläuche zum Katheter waren doppelwandig aus Gummi. Ich ließ mit der Sekundenuhr eine halbe Minute einlaufen (das waren im Anfang etwa 80 ccm, später nur wenige ccm) und machte dann 1 Minute Pause, in der der Blasendruck durch ein am Katheter angebrachtes Manometerrohr abgelesen wurde. Dann ließ ich wieder eine halbe Minute einlaufen usw., bis deutliche Blasencontractionen (über 5 cm Wasser) auftraten. Dieser Augenblick ist bei manchen Leuten scharf begrenzt; bei andern treten nur undeutliche Blasencontractionen ein, die von den Atemschwankungen nicht sicher unterschieden werden können; solche Personen wurden zu den Versuchen nicht weiter verwendet. Wenn auch schon vorher ein unangenehmes Gefühl von voller Blase angegeben wurde, so waren jetzt die Contractionen mit „imperativem" Harndrang verbunden, die Patienten entleerten dabei häufig neben dem Katheter. Es wurde bestimmt, bei welcher Menge zugeführter Flüssigkeit diese Contractionen auftraten (durch Ablesen der entleerten Menge aus dem Reservoir und Messen der aus der Blase dann entleerten Menge, die immer etwas größer war durch die Nieren-

---

[1]) Tatsächlich wurde zu saurer Harn (Carrière u. Candron, Smith u. a.) oder zu alkalischer Harn (Barlow u. a.) als Ursache für Enuresis angesehen.

sekretion während des Versuchs). Im Tag wurde immer nur ein Versuch gemacht, er dauerte etwa 20 Minuten. Am nächsten Tag wiederholte ich zur gleichen Tageszeit die Untersuchung mit einer anderen Flüssigkeit.

Die Versuche wurden an 3 blasengesunden Frauen gemacht, die wegen leichten organischen oder funktionellen Beschwerden in der Klinik waren. Die Blasenfüllungen wurden suggestiv-therapeutisch verwertet. Irgendwelche Störungen traten nie auf, insbesondere keine Cystitis, da immer steril gearbeitet wurde. Die Blase wurde mit destilliertem Wasser, neutralen Salzlösungen und bei einer Patientin, um alle Möglichkeiten auszuschöpfen, mit ihrem eigenen Harn gefüllt. Den Harn fing ich am Tag zuvor durch mehrmaliges Katheterisieren in sterilem Gefäß auf und hielt ihn kalt bis zum Versuch. Das eine Mal wurde durch Einnehmen von Salz- und Phosphorsäure und Flüssigkeitsbeschränkung konzentriert saurer Harn, ein anderes Mal durch Einnahme von Natriumbicarbonat alkalischer Harn gewonnen. Von der verschiedenen Zusammensetzung der Einfüllungsflüssigkeit sahen und erfuhren die Patienten nichts. Ich bringe hier die bei der einen Patientin gewonnenen Resultate, die Versuche bei den beiden andern hatten das gleiche Ergebnis.

Die ersten deutlichen Blasencontractionen mit imperativem Harndrang traten folgendermaßen auf:

Datum	Füllungsmittel	Contractionen bei Füllung von
21. 10. 23	dest. Wasser	1210 ccm
25. „ „	3% NaCl	1180 „
5. 11. „	dest. Wasser	1110 „
7. „ „	5% Harnstoff + 3% NaCl	1110 „
8. „ „	dest. Wasser	1100 „
13. „ „	neutraler Urin	1160 „
16. „ „	stark saurer Urin	1210 „
20. „ „	alkal. Urin	1175 „

Die Contractionen traten also bei einer Füllung von 1100—1210 ccm ein. Weder die Acidität noch der Salzgehalt innerhalb der physiologischen Grenzen spielten eine Rolle.

Wie wenig die Flüssigkeitszusammensetzung auf den Tonus wirkt, zeigen die folgenden Kurven, in denen die Drucke über der Symphyse (ohne Korrektur) bei der zunehmenden Füllung aufgezeichnet sind.

Man sieht einen fast völlig gleichen Verlauf für destilliertes Wasser, sauren und alkalischen Urin.

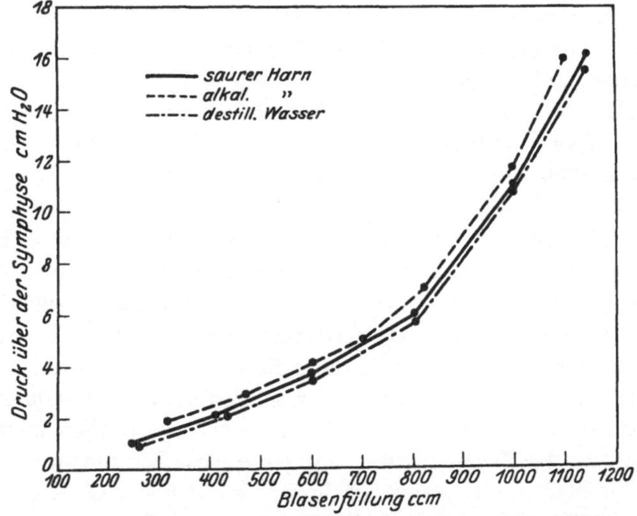

Abb. 8. Blasendruck bei Einfüllen verschiedener Flüssigkeiten.

Nach diesen Versuchen hat also die Zusammensetzung der Flüssigkeit keinerlei Einfluß auf den Tonus der Blase und das Auftreten von Contractionen und damit auch nicht auf den Harndrang, wenn es richtig ist, daß dieser von der Wandspannung abhängt.

2. Versuchsanordnung: Durch verschiedene Kost wurde die Harnzusammensetzung variiert und beobachtet, welche Mengen die Patienten spontan ließen. Jetzt wurde also nicht wie vorhin die Spannung der Blasenwand, sondern direkt der Harndrang geprüft. Um alle andern Faktoren möglichst auszuschließen, beobachtete ich nur solche Personen, die ganz im Bett waren, keine Schmerzen hatten und keine oder immer nur gleiche Arzneien bekamen, z. B. Rekonvaleszenten nach Polyarthritis rheumatica. Sie wurden aufgefordert, jede Urinportion in ein besonderes Glas zu lassen, ohne den Grund dafür zu erfahren, damit nicht die Aufmerksamkeit auf das Urinieren gelenkt würde. Nachdem sie 2 Tage daran gewöhnt waren, wurden die Koständerungen vorgenommen. Aus den vielen Möglichkeiten habe ich einige herausgegriffen, die sich leicht in größeren Reihen untersuchen ließen. 1. Es wurde 3 Tage lang eine Nahrung gegeben, die wenig Schlacken im Urin macht, nämlich Kohlehydrat und Fett bei Vermeidung von Eiweiß und Salz. Dann wurde 3 Tage lang sehr eiweiß- und salzreiche Kost bei gleicher Wasserzufuhr gegeben. 2. Ich gab auf einmal große Mengen Kochsalz (20 g) oder Harnstoff (40 g) und stellte die Konzentration in den einzelnen Urinportionen fest. 3. Durch Zufuhr von Säuren (Phosphor- und Salzsäure) wurde einmal der Urin sehr sauer, dann wieder durch Zufuhr von Natriumbicarbonat und Gemüsekost alkalisch gemacht. 4. Ich beobachtete Diabetiker, so lange sie große Mengen Zucker im Harn hatten, und später wieder, wenn sie zuckerfrei waren. 5. Ebenso Patienten mit Icterus catarrhalis während und nach der Gallenfarbstoffausscheidung in den Urin.

Einen oder mehrere dieser 5 Punkte untersuchte ich bei 25 Patienten, und zwar beim einzelnen möglichst mehrmals. Es wurden nur die Tages-, nicht die Nachtportionen in Betracht gezogen, dabei aber die erste und letzte Miktion des Tages (wegen der Gewohnheit) und diejenige, die mit der Stuhlentleerung zugleich erfolgte, nicht mitgerechnet.

Aus der großen Zahl der Protokolle — wo so viele Faktoren in Betracht kommen, können nur große Reihen beweisen — gebe ich für jeden Punkt nur je ein Beispiel am Ende dieses Abschnitts wieder.

Das Ergebnis war eindeutig: Die Urinportionen des einzelnen sind sehr verschieden groß. Aber die Zusammensetzung des Harns hat keinerlei Einfluß auf den Harndrang.

3. Versuchsanordnung. Zuletzt möchte ich den Versuch schildern, der am nächsten zu liegen scheint: Wie bei der Nierenfunktionsprüfung auf einmal eine große Menge Flüssigkeit zu geben und dadurch dünnen Harn zu schaffen, und dann durch Flüssigkeitsbeschränkung ihn zu konzentrieren.

Wenn man so prüft, dann findet man allerdings, daß die erste Portion von dem dünnen Urin fast immer größer ist als die anderer (Protokoll Nr. 6, S. 33). Aber nach all den bisher beschriebenen Versuchen liegt das an etwas anderem, als an der Zusammensetzung des Harns. Ich möchte es auf die Geschwindigkeit der Blasenfüllung zurückführen. Es ist nicht dasselbe, ob die Blase in 20 Minuten mit 500 ccm gefüllt wird, oder ob dies in 6 Stunden geschieht. Es scheint sehr wahrscheinlich, daß nicht nur der Grad der Wandspannung, sondern auch ihre Dauer eine Rolle spielt; die längere Dauer gibt eine Reizsummation. Wenn etwa 400 ccm lange in der Blase liegen, so verursachen sie Harndrang, während sie in kurzer Zeit noch keinen Drang machen. Das konnte ich auch in der 1. Versuchsanordnung sehen, bei der die Flüssigkeit durch den Katheter eingefüllt wurde: Füllte ich z. B. bei der oben erwähnten Patientin wie immer in genau gleichen Zeitintervallen bis zu 900 ccm Flüssigkeit ein und wartete dann, so traten meist nach einigen Minuten die großen Contractionen mit dem Harndrang ein. Sie wurden bei der geringeren Füllung (900 ccm gegenüber sonst 11—1200) durch die längere Dauer hervorgerufen. Zu bedenken ist noch, daß bei längerer Dauer auch die andern Ursachen des Harndrangs (psychische Erregungen usw.) viel mehr in Betracht kommen. Durch diese Momente ist das spätere Auftreten des Harndrangs beim Trinken großer Flüssigkeitsmengen zu erklären. Wenn der Drang dann bei der größeren Füllung eintritt, so ist er immer gleich sehr heftig. Genau dasselbe ist zu beobachten, wenn durch Diuretica, etwa Kaffee, eine Polyurie verursacht wird.

Ähnlich wie die Reizsummation durch die Dauer ist die durch Wiederholung der Wandspannung. Bei einer Polyurie ist nämlich meist nur die erste Urinportion so groß, die nächste ist schon kleiner, wenn der Urin auch ebenso dünn ist. Schnelle Wiederholung der Blasenfüllung läßt den Harndrang schon bei kleinerer Füllung auftreten; das ist auch beim Einfüllen durch den Katheter oft zu beobachten; deshalb durfte ich in der 1. Versuchsanordnung nicht mehrere Versuche hintereinander, sondern nur einen im Tag machen.

Nebenbei sei bemerkt, daß brüske Füllung unter hohem Druck leicht Blasencontractionen und Harndrang verursacht.

Nach allen unsern Versuchen hat also die Zusammensetzung des Harns innerhalb der physiologischen Grenzen beim Normalen keinen Einfluß auf den Harndrang. Anders verhalten sich Flüssigkeiten, welche die Schleimhaut stark reizen; z. B. ruft eine starke Silbernitratlösung heftige Blasencontractionen und Tenesmen hervor. Andere Bedingungen liegen auch bei der krankhaft entzündeten Blase vor. Hier macht der konzentrierte Harn häufigeren und schmerzhafteren Drang als der dünne (s. a. Protokoll 7). Ich habe aber bei Cystitis nicht viele Versuche gemacht, weil die Ergebnisse zu unsicher sind. Der Grad der Cystitis wechselt schnell von Tag zu Tag, außerdem wird die Blase oft nicht ganz entleert. Einfüllungsversuche verbieten sich natürlich, da sie schädlich wirken könnten.

Manche Stoffe, z. B. Bier oder scharfe Gewürze, machen öfters starken Harndrang. Hier dürfte ebenso wie beim Urotropin (s. Pharmakologie S. 82) eine Reizung der Blasenschleimhaut stattfinden. Man weiß ja, wie ungünstig Bier oder Gewürze bei Cystitis und Urethritis wirken.

Die Empfindung von der Beendigung einer Miktion entsteht wohl in der Harnröhre über die Nn. pudendi. Hunde, denen diese Nerven durchschnitten sind, empfinden nicht mehr, ob die Miktion noch vor sich geht, und laufen vor der Beendigung weiter (Dennig). Für diese Empfindung ist es sicher wichtig, daß am Schluß der Miktion die quergestreifte Dammuskulatur sich reflektorisch kontrahiert. Der adäquate Reiz für diese Contraction mag das Nachlassen der Spannung in der Blase oder Harnröhre sein. Zugleich kommen noch andere Reflexe. Man hat meist eine Empfindung des Schauers über den Rücken (wohl Contraction der Arrectores pilorum). Tropfenweises Durchlaufen von Flüssigkeit durch die Urethra, wobei diese nur wenig gespannt wird, wird kaum empfunden; es ist für Prostatiker besonders lästig, daß sie das Nachträufeln nach der Miktion nicht empfinden.

Die Leitung der Blasensensibilität.

Es kommen wieder die 3 Nervenpaare, hypogastrici, pelvici und pudendi, in Betracht, die ja alle zentripetale Fasern enthalten. Fröhlich und H. H. Meyer haben 1922 in eingehenden Tierversuchen gezeigt, daß bei faradischer Reizung der Blase Schmerz durch die Nn. pelvici von der ganzen Blase, durch die Nn. pudendi nur aus der Sphinctergegend und durch die Nn. hypogastrici gar nicht vermittelt wird. Sicher können aber auch die Nn. hypogastrici Empfindungen von der Blase leiten, offenbar jedoch nur bei sehr starken Reizen: Reizung des zentralen Endes der durchschnittenen Nn. hypogastrici macht Schmerzen (Langley). Ferner habe ich bei Hunden gefunden, daß nach Durchschneidung aller Hinterwurzeln des Sakralmarks starke Blasenfüllung, wenn auch nicht heftigen Drang, so doch eine gewisse Unruhe macht; nach Durchschneidung der Nn. hypogastrici tritt auch diese nicht mehr ein. Ganz dasselbe findet sich bei Zerstörung des Sakralmarks des Menschen. Auch hier werden auf dem Weg über das Lumbal- und untere Dorsalmark (also über die Plexus hypogastrici) Blasencontractionen noch als eine gewisse dumpfe Empfindung perzipiert (Kocher, L. R. Müller, Head und Riddoch). Auch die Nn. pudendi können allein noch Harndrang vermitteln; Hunde zeigen nach Durchschneidung der Nn. pelvici und hypogastrici bei starker Blasenfüllung wieder etwas Unruhe; nach Durchtrennung der Nn. pudendi fühlen sie dann aber nichts mehr (Dennig). Die wichtigsten Nerven für die Blasensensibilität sind ebenso wie für die Motilität die Nn. pelvici. Wenn sie allein übrig bleiben, kann man durch Blasenfüllung heftigsten Harndrang herbeiführen. — Die Leitung der Blasensensibilität geht nur über hintere Wurzeln (s. Versuche S. 45f.).

Alle 3 Nervenpaare orientieren also über die Blasenfüllung, die Nn. hypogastrici und pudendi aber nur bei sehr starken Reizen. Offenbar ist die Qualität und Lokalisation der Empfindungen, die durch die verschiedenen Nerven vermittelt werden, eine verschiedene.

Leider sind diese verschiedenen Empfindungsqualitäten nur schwer faßbar, so daß man bis jetzt aus der Beschreibung des Empfundenen nicht auf bestimmte Blasenstörungen schließen kann. Wir haben ja gesehen, daß es zwischen Spannungsempfindung, Harndrang und Schmerz Übergänge gibt. Wir wissen noch gar nicht, ob es sich hier nur um quantitative (stärkerer Reiz desselben Nerven oder Reiz von mehr Nerven) oder ob es sich um qualitative (andersartige Nervenendigungen) Unterschiede handelt. Hier könnten wohl bei genauerem Studieren noch interessante Befunde erhoben werden.

In diesem Zusammenhang seien noch die Headschen Zonen erwähnt, die die Irradiation von Eingeweideschmerzen auf die Peripherie angeben. Head fand bei Erkrankungen der Blasenschleimhaut (Verätzung, Blasensteine) Irradiation und Hyperästhesie im Hautgebiet von S_3 und S_4, dagegen bei übermäßiger Dehnung und Contraction der Muskulatur durch mechanisches Hindernis Irradiation nach D_{11}—L_1. Für das erstere wäre also Reizung der Nn. pelvici, für das letztere der Nn. hypogastrici verantwortlich zu machen. Weitere Untersuchungen sind in dieser Richtung nicht unternommen worden. Auch diese Erscheinungen sind ja recht schwer zu erfassen, aber hier ist doch ein Weg, auf dem man vielleicht weiterkommen könnte.

Was wir von der Bedeutung einzelner Gehirnteile für die Sensibilität wissen, wird in einem späteren Kapitel (S. 67) besprochen.

Protokolle zu S. 30.

1. Urinportionen von mehreren Tagen: a) bei eiweiß- und salzarmer Kost, b) bei eiweiß- und salzreicher Kost:

   a) 90, 150, 180, 200, 225, 275, 320, 350 ccm.

   b) 90, 90, 140, 155, 200, 275, 275, 300, 315, 350, 400 ccm.

2. Urinportionen bei spontaner Miktion vor und nach einmaliger Gabe von 20 g NaCl. (Abb. 9.)

Urinportionen vor und nach einmaliger Gabe von 40 g Harnstoff (dieselbe Patientin an drei Versuchstagen). (Abb. 10.)

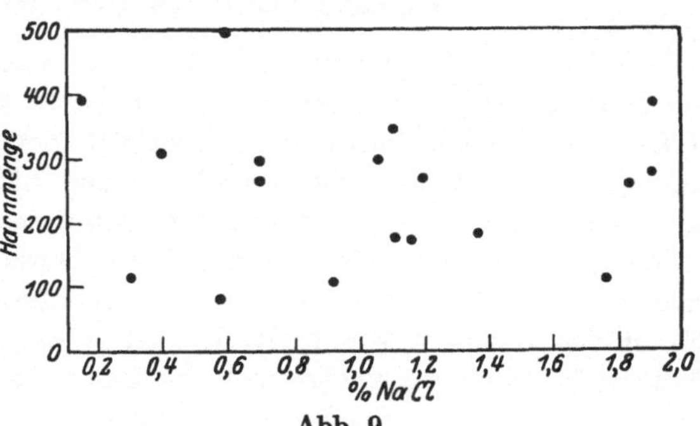

Abb. 9.

3. Urinpotionen mit Lackmusreaktion:

   a) sauer 240, 240, 260, 310, 350, 430, 450, 450, 460, 530.

   b) alkal. 210, 250, 260, 270, 340, 390, 390, 400, 550, 560, 580.

   c) neutral 150, 280, 300, 670.

4. Diabetiker: a) mit 2—4% Zucker im Harn, b) 8 Tage später, zuckerfrei;

   a) 160, 300, 340, 540, 540, 580, 600, 670, 680, 800, 900.

   b) 170, 320, 340, 450, 475, 570, 640, 650, 650, 750.

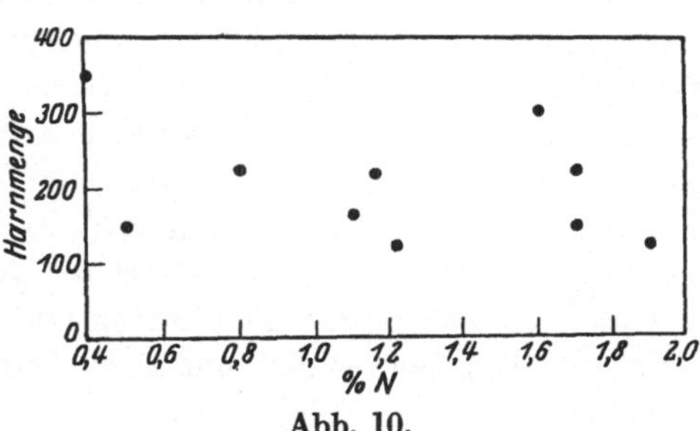

Abb. 10.

5. Icterus catarrhalis: a) mit Gallenfarbstoff im Urin, b) 8 Tage später ohne Gallenfarbstoff:

   a) 80, 130, 150, 230, 270, 280, 330, 340, 360, 370, 440, 450, 460, 660.

   b) 80, 200, 250, 270, 300, 330, 350, 350, 400, 400, 520, 550, 570, 600.

6. Verdünnungs- und Konzentrationsversuche. (Abb. 11.) Wirkung der schnellen Füllung. Die Kreuze zeigen die beiden ersten Urinportionen

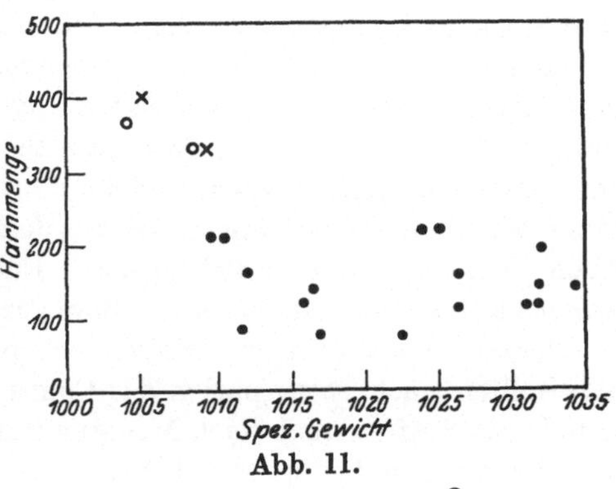

Abb. 11.

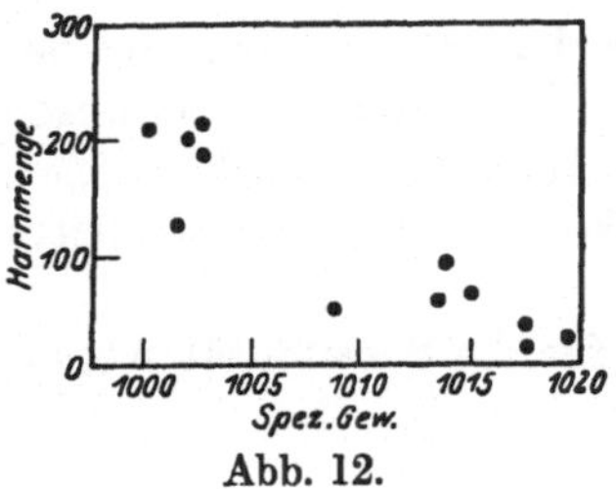

Abb. 12.

nach Einnahme von 1 l Tee, die Kreise dasselbe an einem andern Tag. Man sieht an den übrigen Portionen, wie wenig das spezifische Gewicht den Harndrang beeinflußt.

7. Akute Cystitis. Der konzentrierte Harn macht schon bei geringerer Füllung Drang als der dünne. (Abb. 12.)

Rückenmark.
Blasenzentren. Querschnittverletzung.

Die herrschende Vorstellung im Anfang unseres Jahrhunderts war die: Es gibt ein Blasenzentrum im Sakralmark (das hatte Budge schon in den fünfziger Jahren des vorigen Jahrhunderts gezeigt). Zerstörung des Rückenmarks oberhalb dieses Zentrums führt nach kurzer Lähmung zu gesteigerter reflektorischer Tätigkeit. Zerstörung des Zentrums selber aber bewirkt eine Blasenlähmung, d. h. dauerndes Harnträufeln. Diese Vorstellung war durch Rückschlüsse von den Erscheinungen bei der quergestreiften Muskulatur entstanden. Es ist das Verdienst von L. R. Müller, diese Lehre so erschüttert zu haben, daß die Beobachtung wieder mehr zu Rat gezogen wurde als die Theorie, und daß nun andere Anschauungen durchdringen.

Gehen wir vom Tierversuch aus: Querdurchtrennung des Rückenmarks oberhalb der Blasenzentren führt zuerst zu einer Retentio urinae durch Atonie der Blase mit starkem Verschluß; bei übergroßer Füllung laufen schließlich kleine Mengen Urin über. Nach einigen Tagen treten von selbst Blasenreflexe auf, durch welche größere Harnmengen auf einmal entleert werden. (Am Hund beobachtet von Freusberg, Mosso und Pellacani; an der Katze, am Kaninchen und am Affen von Sherrington). Es ist dies das gleiche Bild, das wir nach der doppelseitigen Durchschneidung der Nn. pelvici gesehen hatten.

Ganz dasselbe fanden nun Goltz und Ewald, wenn sie die Blasenzentren selbst, nämlich das Lenden- und Kreuzbeinmark, völlig exstirpierten: Nach anfänglicher Atonie der Blase wieder reflektorische Entleerungen, zwischen denen die Tiere trocken blieben.

L. R. Müller verfolgte dies noch genauer, indem er kleinere Rückenmarkstücke der Reihe nach exstirpierte. Bei Herausnahme des Sakralmarks (mit den Zentren für den N. pelvicus und pudendus) sah er zuerst eine große ausdrückbare Blase, aber schon in den ersten Tagen reflektorische Entleerungen. Nach einigen Wochen fand etwa jede Stunde eine reflektorische Entleerung statt, ohne daß dazwischen Harnträufeln bestanden hätte. Bei einem Hund trug er dazu noch das Lendenmark ab (aus dem ja die Nn. hypogastrici entspringen): Auch jetzt kam es zu reflektorischen Entleerungen, aber der Blasenverschluß war schlechter, so daß bei allen Bewegungen Harn verloren ging.

Diesen Beobachtungen widersprachen Roussy und Rossi ganz schroff. Sie wollten nach Exstirpation des Conus terminalis und der Cauda equina bei Hunden und Affen auch nach Monaten immer nur Harnträufeln, nie aber reflektorische Miktion beobachtet haben.

Zwischen diesen entgegengesetzten Auffassungen dürften meine Versuche (1924) mit peripheren Nervendurchschneidungen vermitteln. Die gemeinsame Durchschneidung der Nn. pelvici und pudendi entspricht in bezug auf die Blase völlig der Exstirpation des Sakralmarks; die Durchschneidung aller 3 Nervenpaare entspricht der Exstirpation des ganzen unteren Rückenmarks. Ich sah nun bei genauester Beobachtung in beiden Fällen einen sehr schlechten Blasenverschluß; es gingen nicht nur bei Bewegungen, sondern oft auch in der Ruhe kleine Mengen Harn ab. Aber außerdem — und das ist das Wichtige — fanden immer ganz sichere große Entleerungen im Strahl statt. Nach allem, was wir in den vorigen Kapiteln besprochen haben, verwundert uns das nicht: Die Fähigkeit, sich, wenn auch unvollständig, zu kontrahieren, besitzt die Blase mit ihren peripheren Ganglien und Nervenfasern ohne Beteiligung des Rückenmarks.

Die Beobachtungen von Goltz und Ewald und von Müller bestehen sicher zu Recht. Sowohl bei hoher Rückenmarkdurchschneidung als auch nach Verletzung der tieferen Abschnitte wird nach einer gewissen Latenzzeit die Blase in der Hauptsache reflektorisch in einzelnen Schüben entleert.

Dasselbe findet sich im Prinzip beim Menschen; das hat zuerst L. R. Müller gezeigt. Nach Zerstörung des Lumbal- und Sakralmarks treten die gleichen Erscheinungen auf wie nach hoher Rückenmarkdurchtrennung: zuerst retentio urinae, dann reflektorische Entleerungen. Das ist jetzt aus einer großen Reihe von Beobachtungen an Kriegsverletzten sichergestellt, und die gegenteilige Ansicht französischer Autoren (Roussy und Rossi, Déjérine) ist endgültig widerlegt.

Wir müssen nun die Analyse der Störungen bei der Querschnittläsion des Rückenmarks im einzelnen vornehmen.

Das Stadium der retentio urinae.

Die Folge einer plötzlichen Rückenmarkdurchtrennung beim Menschen ist regelmäßig in den nächsten 1—2 Tagen eine völlige Harnverhaltung. Führt man in dieser Zeit einen Katheter ein, so findet man den Blaseninhalt unter sehr niederem Druck. Läßt man den Urin durch den Katheter auslaufen, so läuft die Blase nicht wie beim Normalen von selbst völlig leer (hier kontrahiert sich die Blase ja dauernd um den abnehmenden Inhalt, S. 8f), sondern es läuft nur so lange wie der obere Blasenpol höher steht als die Ausflußwege. Der Rest muß durch Heberwirkung oder durch Druck auf den Bauch herausgeholt werden.

Wird nicht katheterisiert, so füllt sich die schlaffe Blase weiter und weiter bis zu einem Mehrfachen der normalen Kapazität (meist 1000—2000 ccm). Dann kommt es zur Ischuria paradoxa, der „Überlaufblase". Alle paar Minuten werden einige ccm entleert.

Dieser Zustand gibt uns schon eine Fülle von Fragen. Die Lähmung des Detrusors erscheint nicht so sehr wunderbar, da ja bei der frischen Rückenmarkverletzung die schlaffe Lähmung der quergestreiften Muskulatur geläufig ist. Auch von der glatten Muskulatur gibt es solche Beispiele: Der Gänsehautreflex (das Anspringen der Mm. arrectores pilorum) fällt in der ersten Zeit unterhalb einer frischen Rückenmarkverletzung aus (André Thomas). Sehr merkwürdig aber ist es, daß die Verschlußmuskulatur der Blase offensichtlich gar nicht „gelähmt" zu sein scheint, sondern im Gegenteil der Verschluß sehr gut ist. Bei ganz frischen

3*

Läsionen — ich habe 3 solche untersuchen können — kann man noch so sehr auf die Blase drücken oder die Bauchpresse anstrengen lassen, es läuft nichts aus, obgleich dabei hohe Drucke (50—80 cm Wasser, wie sich bei nachträglichem Katheterisieren zeigt) erreicht werden. Auch kommt man, besonders bei sehr voller Blase, beim Einführen des Katheters auf einen Widerstand, der oft nicht ganz leicht zu überwinden ist.

Da wird nun, wenn überhaupt nach einer Erklärung gesucht wird, immer angenommen, es bestehe ein „Sphincterkrampf".

Eine solche Deutung befriedigt aber sehr wenig. Warum soll gerade die Sphinctermuskulatur spastisch werden, wenn doch alle andern Muskeln unterhalb der Verletzung schlaff gelähmt sind? Und im Tierversuch hatten wir dieselbe Vermehrung des Blasenverschlusses nach Durchschneidung der peripheren Nn. pelvici und hypogastrici gesehen, wo doch gar kein Grund für Spasmen vorliegen kann.

Es müssen bei der Rückenmarkverletzung sicher die gleichen Ursachen zugrunde liegen, die wir bei der peripheren Nervendurchschneidung gefunden haben: Die Detrusoratonie bewirkt eine mechanische Verstärkung des Verschlusses durch Anziehen der Heißschen Detrusorschlinge, schiefe Einmündung der Harnröhre in die Blase, vielleicht auch vermehrte Blutfüllung der Uvula.

Der Detrusor erholt sich langsam von der Atonie. Mit der Zeit wird die Kapazität allmählich geringer. Nun wird auch der Verschluß weniger fest, so daß man häufig durch Druck auf den Bauch einen Teil des Blaseninhalts entleeren kann. (Heddaeus, Wagner). Wahrscheinlich kontrahiert sich bei diesem Drücken der Detrusor schon aktiv und öffnet dadurch die Detrusorschlinge. Denn meistens besteht eine gewisse Latenz, bis der Druck wirkt. Sherrington beschreibt dies manuelle Auspressen beim Tier ausdrücklich als Reflex. Auch beim Menschen haben Head und Riddoch noch im Stadium der Retention mit dem Manometer Detrusorcontractionen nachweisen können.

Wahrscheinlich ist die Ischuria paradoxa kein reines „Überlaufen", wie man gewöhnlich sagt. Sonst müßte von einer gewissen Füllung andauernd tropfenweise Urin im selben Tempo abfließen, wie er durch die Ureteren in die Blase einläuft. Das trifft aber nach den meisten genauen Beobachtungen nicht zu, sondern es werden alle paar Minuten kleine Portionen entleert. Es sind doch wohl schon leichte Detrusorcontractionen, die den Verschluß öffnen.

Die Ischuria paradoxa tritt nur bei übervoller Blase, die sich selbst überlassen ist, auf. Wenn man täglich ein- oder zweimal katheterisiert, bleiben die Kranken in der Zwischenzeit trocken.

Die Dauer des Stadiums der Retention mit der Ischuria paradoxa ist sehr verschieden. In vereinzelten Fällen soll dies Stadium ganz fehlen und sollen gleich automatische Entleerungen auftreten. Sonst sind 24 Stunden bis 18 Monate beschrieben, meist dauert es einige Wochen. Der Sitz der Läsion hat keinen Einfluß auf die Dauer; das hat an einer großen Zahl von Kriegsverletzten O. Schwarz (1917) in Wien und Thomson Walker in England gefunden, und ich selbst habe es bei 25 mehr oder weniger vollständigen Querläsionen des Rückenmarks ebenso beobachtet. Es ist völlig einerlei für die Dauer der Retention, ob die Verletzung oben im Halsmark oder in den Blasenzentren selbst im Lumbal- und

Sakralmark liegt. Auch die Schwere der Rückenmarkverletzung spielt keine Rolle. Endlich besteht auch kein unbedingter Parallelismus zwischen dem Auftreten der reflektorischen Blasenentleerungen und der Wiederkehr der Sehnenreflexe. Die Blasenautomatie kommt vor bei noch ganz schlaffem Zustand der quergestreiften Muskulatur, und andrerseits kann sie noch fehlen bei schon erheblichen Spasmen und gesteigerten Reflexen der Beine (Schwarz, Marburg und Ranzi). Häufig aber treten die Blasenreflexe und die Sehnenreflexe ungefähr gleichzeitig auf. Es ist hier auch zu bedenken, daß die Blasenreflexe im Anfang bei der gewöhnlichen Beobachtung nicht bemerkt werden, da sie oft nicht zu Entleerungen führen; bei Druckmessungen durch den Katheter findet man aber dann schon sehr deutliche Reflexe (Head und Riddoch).

Einen erheblichen Einfluß auf die Dauer des Retentionsstadiums scheint der Allgemeinzustand zu haben. Bei schlechtem Zustand (Cystitis, Fieber, Septicämie) dauert die Retention länger, ja sie kann von neuem auftreten, wenn schon reflektorische Entleerungen dagewesen waren. Der schlechte Zustand wirkt wie der Schock und setzt die Reflextätigkeit herab (Walker, Head und Riddoch).

Bei Tieren dauert das Stadium der Retention nur kurze Zeit, wie ja überhaupt die schlaffe Lähmung nach Rückenmarkverletzungen bei allen Tieren viel geringer ist und kürzer dauert als beim Menschen. Mosso und Pellacani konnten an Hunden sofort nach der Rückenmarkdurchschneidung durch Reizung des N. ischiadicus reflektorisch Blasencontractionen hervorrufen. Und Freusberg fand auf Hautreize reflektorische Entleerungen schon am 2. bis 3. Tag.

Über das Wesen der Blasenatonie wissen wir so viel oder so wenig wie über das Wesen der schlaffen Lähmung der quergestreiften Muskulatur nach einer frischen Rückenmarkverletzung. Auch im folgenden Punkt verhalten die beiden sich gleich. Ebenso wie die quergestreifte Muskulatur, die unterhalb einer Rückenmarkverletzung schon spastisch geworden war, allein durch operative Freilegung des Rückenmarks wieder für einige Zeit schlaff gelähmt wird, so tritt auch die Blase dann aus dem Stadium der reflektorischen Entleerungen in das der Retention zurück. (Schwarz. Eigene Beobachtungen an 3 unserer Kranken, die Herr Geheimrat Enderlen operiert hat.)

Das Stadium der reflektorischen Entleerungen.

Bei täglichem Katheterisieren waren die Kranken bisher in den Zwischenpausen trocken geblieben. Eines Tages entleert sich plötzlich in der Zwischenzeit die Blase spontan, und von jetzt ab können die Kranken nicht mehr trocken gehalten werden, man muß eine Flasche vorlegen. Die Blase hat allmählich einen immer höheren Grad von Erregbarkeit und Contractionsfähigkeit erhalten. Der Detrusor kontrahiert sich schon bei geringerer Füllung und mit größerer Kraft, daher werden nicht mehr wie bei der Ischuria paradoxa nur einige Tropfen, sondern größere Mengen Urin entleert. Wenn nicht katheterisiert wird, sieht man Übergänge zwischen Ischuria paradoxa und größeren Entleerungen.

Der Detrusor wird allmählich übermäßig leicht erregbar. Wir haben früher die Beobachtungen von Mosso und Pellacani erwähnt, daß beim Normalen durch alle möglichen Reize Blasencontractionen hervorgerufen werden können, sie sind aber gewöhnlich nur sehr gering. Anders hier im Stadium der Automatie:

Da rufen Reize unterhalb der Querschnittläsion gleich recht starke ungehemmte Blasencontractionen hervor, genau wie bei der quergestreiften Muskulatur die reflektorischen Contractionen heftiger und leichter auslösbar sind. Besonders stark auf die Blase wirken Reize, die die Haut des 3. bis 5. Sakralsegments betreffen, also gerade der Segmente, aus denen die Nn. pelvici entspringen (Head und Riddoch); das Überspringen der Erregung von der sensiblen cerebrospinalen Bahn zu der motorischen Blasenbahn tritt infolge der nahen Nachbarschaft besonders leicht ein. Daher sieht man oft Entleerungen, wenn vor dem Katheterisieren das Genitale abgewaschen wird.

Wenn wir jetzt vom Tonus des Detrusors sprechen wollen, so müssen wir erst den Begriff des Tonus festlegen (über die Verhältnisse beim quergestreiften Muskel s. v. Weizsäcker). Es ist hier das Eigenartige passiert, daß zwei Autoren dieselbe Blasenstörung gegenteilig benennen, weil sie einen verschiedenen Begriff vom Tonus haben. Schwarz nennt die Blase in diesem Stadium hypertonisch, Adler will sie atonisch nennen. Wir wollen unter Tonus nur die jeweilige Spannung des Muskels verstehen, also einen Zustand, nicht aber den Vorgang der Spannungsänderung. Wenn wir so die Blase im Stadium der Automatie untersuchen, so finden wir: Bei geringer Füllung, d. h. bei geringer Dehnung des Muskels ist der Tonus meist sehr niedrig, was sich im niederen Druck am Manometer deutlich macht. Bei stärkerer Füllung und damit stärkerer Dehnung des Muskels aber ist die Spannung meist übernormal groß. Also bei geringer Füllung Hypotonie, bei stärkerer Füllung Hypertonie.

Wir hatten früher (S. 9f) von der Fähigkeit des normalen Detrusors gesprochen, seine Spannung dem Inhalt anzupassen und verschiedenen Inhalt unter ungefähr gleichem Druck zu halten. Diese Anpassungsfähigkeit hat die Blase nach der Rückenmarkdurchtrennung verloren. Sie kann vom Rückenmark allein nicht vermittelt werden, sondern es sind dafür Reflexe über das Gehirn nötig. Der Blase der Rückenmarkkranken fehlt also die Fähigkeit der anpassenden Tonusänderungen, und wir vermeiden am besten hier die Worte Atonie und Hypertonie. Die verminderte Anpassungsfähigkeit zeigt sich, wenn wir den Druck während des Auslaufens durch den Katheter messen: meistens finden wir dann, wenn die Blase ziemlich stark gefüllt ist, im Anfang hohen Druck, der aber sehr schnell abfällt. Das zeigt sich auch darin, daß die Blase durch den Katheter oft noch nicht ganz ausläuft, sondern der Rest durch Druck auf den Bauch oder durch Heberwirkung geholt werden muß.

Aber nicht nur die Anpassungsfähigkeit gegen Inhaltsveränderungen, sondern auch die aktive Contractionsfähigkeit hat gelitten. Es ist dasselbe Bild, das wir im Tierversuch nach Pelvicusdurchschneidung S. 11 beschrieben haben. Wir hatten eben gesagt, daß die Blasencontractionen auf alle möglichen Reize hin viel leichter auftreten als normalerweise. Dabei kommt es häufig zu größeren Entleerungen. Aber diese Contractionen sind auch nicht dasselbe wie die Blasencontraction bei der normalen Miktion. Meistens sind sie nicht so stark wie diese (ich maß bei den Contractionen meist 30—40 cm H_2O, während bei der normalen Miktion gewöhnlich 60 cm überschritten werden) und sie sind ganz besonders nicht so anhaltend. Beim Normalen kommt es durch Reflexe (der wichtigste ist der durch die sensiblen und motorischen Fasern des N. pelvicus über das Gehirn laufende) zu einer Contraction, die so lange dauert, bis die Blase völlig entleert ist. Bei der automatischen Miktion der Rückenmarkkranken dagegen bleibt fast immer ein erheblicher Rest zurück, nur ganz selten entleert sich die Blase vollständig. Das ist zum großen Teil auf das Nachlassen der Detrusorcontraction und nicht auf Sphincterenwirkung zu beziehen, denn auch mit eingelegtem Katheter bleibt bei der Blasencontraction ein Rest zurück (Head und Riddoch). Statt der einen anhaltenden Contraction des Normalen folgen sich oft auch mehrere kurze, so daß der Urin mehrmals in Stößen ausgetrieben wird.

Die Detrusormuskulatur ist hypertrophisch, „Trabekelblase" (O. Schwarz).

Der Blasenverschluß im Stadium der reflektorischen Entleerungen wechselt in seiner Stärke. Oft kann man durch Druck auf den Leib etwas ausdrücken, oft gelingt es nicht. Nicht selten findet man richtigen Sphincterspasmus, so daß man den Katheter kaum einzuführen vermag. Dem können nicht wie im Stadium der Retention die mechanischen Momente durch die Detrusorüberdehnung zugrunde liegen, sondern jetzt müssen es wirkliche Spasmen der Sphincteren sein (des Sphincter trigonalis, des Sphnicter externus, der Harnröhrenmuskulatur). Jetzt, wo der Detrusor überregbar ist, sind auch bei diesen Sphincteren Übererregbarkeit und Spasmen durchaus verständlich.

Das Zurückbleiben eines Restes bei der Blasenentleerung ist sicher zum Teil auch auf zu frühe Contraction der Sphincteren und nicht bloß auf das Nachlassen der Detrusorcontraction zurückzuführen. Denn man sieht oft, daß der Harnstrahl ganz plötzlich unterbrochen wird.

Daß nicht die Detrusorschlinge, sondern die tiefer liegende Harnröhrenmuskulatur abschließt, dafür sprechen auch Beobachtungen an der Katze. Barrington (1914) sah einige Zeit nach Durchschneidung des Dorsalmarks im Röntgenbild den Verschluß nicht mehr wie beim normalen Tier am Blasenhals, sondern tiefer unten an der Urethra.

Die Häufigkeit der Entleerungen wechselt sehr, meist finden sie alle 1—2 Stunden statt, oft seltener oder häufiger. Alle Erscheinungen hängen in großem Maß von der fast immer vorhandenen Cystitis ab. Starke Cystitis vermindert die Kapazität der Blase, die Contractionen scheinen stärker und häufiger aufzutreten. Auch die Sphincterspasmen dürften sehr von der Cystitis abhängen; ich sah öfters zugleich mit dem Auftreten einer Cystitis heftigen Sphincterspasmus, der vorher nicht da war und mit Besserung der Blasenentzündung wieder verschwand.

Man hat das Stadium der automatischen Entleerungen mit der Miktionsweise des Säuglings verglichen. Das stimmt aber nur in Beziehung auf das leichte und hemmungslose Hervorrufen von Blasencontractionen. Ein sehr wichtiger Unterschied dagegen ist der, daß der Säugling die Blase völlig entleert (s. S. 69) und der Rückenmarkkranke einen Rest zurückbehält. Beim Säugling wirken eben doch schon Gehirnzentren mit, wie wir später noch sehen werden.

Die direkte willkürliche Beeinflussung der Blase ist bei der völligen Querschnittverletzung des Rückenmarks aufgehoben. Öfters aber können die Kranken durch allerlei Kunstgriffe, wie tiefes Atmen, Anstrengen der Bauchpresse, Druck auf den Leib mit den Händen, Kitzeln oder Kneifen unterhalb der Läsionsstelle indirekt eine reflektorische Entleerung hervorrufen.

Vergleich zwischen Verletzungen des Lumbosakralmarks und höheren Rückenmarkverletzungen.

Man hatte früher, wie erwähnt, geglaubt, Verletzung der Blasenzentren im Rückenmark müsse zu Blasenlähmung mit dauerndem Harnträufeln führen. Die Beobachtung hat die Theorie nicht bestätigt. Das dauernde Harnträufeln ist eine der allerseltensten Erscheinungen bei Läsion des Nervensystems. Walker hat es unter 70 Rückenmarkverletzten nie beobachtet. Schwarz berichtet es unter den vielen Kranken der v. Eiselsbergschen Klinik nur von einem, den er aber nichtselbst gesehen hat. Ich selber habe das Harnträufeln einmal gesehen an einem Mann mit Lues cerebrospinalis, die offenbar die Blasenzentren ganz besonders stark betroffen hatte. Wegen der großen Seltenheit möchte ich die genaueren Daten kurz wiedergegeben.

37 jähriger Bäcker, meistens Landstreicher, der früher immer gesund war und seit 1 Jahr an Blasenbeschwerden leidet.

Befund: Rechte Pupille entrundet, beide Pupillen reagieren schlecht auf Licht, gut auf Konvergenz. Über dem Ohr beiderseits symmetrisch daumengroße Stelle mit weißen Haaren, während sonst die Haare schwarz sind. Unter den Mammillen gürtelförmige hypästhetische Zone. In der Genitoanalgegend keine sicheren Sensibilitätsstörungen. Motilität und Koordination in Ordnung, Gang gut. Links meist, aber nicht ganz konstant, Babinskischer Reflex und gesteigerter Achillesreflex mit schnell erschöpfbarem Klonus. Sonst alle Reflexe normal. Im Liquor Eiweißvermehrung und positive Wassermannsche Reaktion. Im Blut ist diese negativ. Leichte Cystitis. Cystoskopie gibt keinen Anhalt für Prostatahypertrophie oder Divertikel; nur Trabekelbildung.

Blasenfunktion: Pat. gibt an, ständig Urin zu verlieren, so daß er immer naß sei. Dazwischen größere unwillkürliche Entleerungen, die er bemerkt, aber nicht unterdrücken kann.

Untersuchung: Blase wird mit dem Katheter entleert und dem Kranken werden 600 ccm Tee zu trinken gegeben. Nach $1/_2$ Stunde läuft die Blase tropfenweise über. Auf die Aufforderung, sie ganz zu entleeren, kann er 20 ccm herausdrücken, mehr nicht. Durch Katheterisieren werden noch 315 ccm geholt, die letzten 25 ccm laufen nicht mehr von selbst durch den Katheter, sondern nur dann, wenn man auf den Bauch drückt.

An einem andern Tag wird dem Kranken im Bett ein Uringlas vorgelegt und alle 10 Minuten die entleerte Menge festgestellt. Dies ist das Ergebnis:

Uhr	ccm Urin	Uhr	ccm Urin	Uhr	ccm Urin
		12^{00}	—	4^{00}	—
8^{10}	13	12^{10}	—	4^{10}	8
8^{20}	2	12^{20}	68	4^{20}	20
8^{30}	—	12^{30}	—	4^{30}	—
8^{40}	5	12^{40}	—	4^{40}	29
8^{50}	85	12^{50}	88	4^{50}	7
9^{00}	—	1^{10}	117	5^{00}	45
9^{10}	20	1^{20}	—	5^{10}	2
9^{20}	7	1^{30}	26	5^{20}	—
9^{30}	35	1^{40}	13	5^{30}	—
9^{40}	60	1^{50}	55	5^{40}	—
9^{50}	—	2^{00}	—	5^{50}	80
10^{00}	6	2^{10}	—	6^{00}	—
10^{10}	35	2^{20}	—	6^{10}	70
10^{20}	—	2^{30}	—	6^{20}	12
10^{30}	—	2^{40}	27	6^{30}	—
10^{40}	6	2^{50}	—	6^{40}	85
10^{50}	—	3^{00}	100	6^{50}	—
11^{00}	34	3^{10}	85	7^{00}	150
11^{10}	178	3^{20}	25	7^{10}	—
11^{20}	—	3^{30}	—	7^{20}	30
11^{30}	—	3^{40}	40	7^{30}	30
11^{40}	—	3^{50}	?	7^{40}	—
11^{50}	78			7^{50}	32

Genauere Beobachtung der Entleerungsform zeigte tatsächlich oft ein Träufeln, Tropfen um Tropfen kam in verschiedenen Abständen ohne Druck aus der Harnröhre.

Man sieht, hier ist der Verschluß wirklich ganz schlecht. Die Blase läuft allerdings erst von einer gewissen Füllung ab (etwa 335 ccm) über. Vorher ist der Druck in der Blase zu gering, denn einigen Widerstand bietet der Verschlußapparat immer noch. Auch durch Druck von außen auf den Bauch kann man die Blase nicht völlig entleeren, weil mit zunehmender Entleerung die Blasenwand immer schlaffer wird und dem Druck, da er nicht allseitig ist, ausweicht, so daß kein hoher Innendruck mehr erreicht wird. — Der Zustand unterscheidet sich insofern von der Ischuria paradoxa, als das Überlaufen schon bei viel geringerer Füllung stattfindet (335 ccm gegenüber 600—1500 bei der Ischuria).

Das Träufeln dauert nicht ständig an, sondern es wird unterbrochen von größeren Entleerungen im Strahl, die offensichtlich durch Detrusorcontractionen hervorgebracht werden. Nach ihnen hört das Träufeln eine Zeitlang auf, bis die Blase wieder mehr gefüllt ist.

Es ist dasselbe, was ich im Tierversuch nach Isolierung der Blase vom Zentralnervensystem gesehen habe (s. S. 21 f): ganz schlechter Verschluß, aber noch Contractionsfähigkeit des Detrusors.

Diese Form der Blasenstörung mit dem schlechten Verschluß sollte man entsprechend den Tierversuchen bei den Konus- und Caudaverletzungen des Menschen erwarten. Aber man findet sie gewöhnlich nicht. Schwarz sah unter 11 Konus-Caudaverletzungen 7 mal die Blase ausdrückbar, 4 mal aber nicht. Das ist ungefähr dasselbe Verhältnis wie bei höheren Rückenmarkverletzungen. Auch Walker fand unter den Verletzungen des unteren Rückenmarkabschnitts keine besondere Schwäche des Verschlusses. Der Unterschied zwischen dem Tierversuch und den Verletzungen am Menschen ist vielleicht zum Teil durch die Cystitis bedingt, die beim Menschen viel häufiger und schwerer ist und wohl auch zu Reizung der Sphincteren führt. Die Hauptsache ist aber, daß die Verletzungen des unteren Rückenmarks fast nie so groß sind, um die ganzen Blasenzentren sowohl im oberen Lumbalmark wie im Sakralmark zu vernichten.

Die Verletzungen des Lumbosakralmarks führen — das zeigen alle die zahlreichen neueren Beobachtungen — prinzipiell zu den gleichen Störungen der Blasenfunktion wie die Läsionen des Hals- oder Dorsalmarks: Über ein Stadium der Retention zu reflektorischen Entleerungen. Nur einige Unterschiede bestehen, die aber weder für die Beherrschung der Blase noch für die Diagnostik von Bedeutung sind.

Der erste Unterschied ist der: Bei Zerstörung des Sakralmarks können die reflektorischen Entleerungen nicht wie bei höheren Rückenmarkverletzungen durch Hautreize ausgelöst werden (L. R. Müller, Head und Riddoch u. a.). Dazu sind eben die unteren Rückenmarkzentren nötig. Ohne diese kontrahiert sich die Blase nur noch auf Reize, die sie selbst treffen: Dehnung bei Füllung, Bewegungen im Rectum, die die Blase reizen, Änderung des Bauchdrucks. Auf solche Reize aber kontrahiert sich die völlig vom Rückenmark abgetrennte Blase mit Hilfe des peripheren Nervenapparates ebensogut oder — schlecht wie bei Erhaltung der vom Gehirn abgetrennten Rückenmarkzentren.

Einen andern Unterschied zwischen hohen und tiefen Rückenmarkläsionen hat Böwing angegeben. Er sah bei 2 von 3 Sakralmarkverletzten sehr häufige

Blasenentleerungen. Aber das kommt auch bei höheren Verletzungen vor, und weder Schwarz noch ich selbst haben es gerade bei Sakralmarkverletzungen gesehen. Es ist also nicht verwertbar.

Dagegen verhält sich die Sensibilität sicher anders bei völligen Querschnittläsionen des unteren Rückenmarks als bei höheren. Der Kranke mit einer Sakralmarkverletzung hat noch Empfindungen von der Blase. Nach Kocher, L. R. Müller u. a. werden Blasenvölle und Blasencontractionen nicht gerade als Harndrang, aber doch als eine unangenehme Sensation empfunden. Ein Kranker von Oppenheim und Borchardt hat sogar normalen Harndrang angegeben. Auch Cystitis macht noch Schmerzen. Diese Kranken merken, daß es zur Entleerung kommt, können sie aber nicht verhindern oder unterbrechen. Meist können sie noch schnell zum Glas greifen und es unterhalten. Dasselbe hat Riddoch bei Zerstörung aller hinteren Wurzeln von L_2 oder L_3 abwärts gefunden; bei Zerstörung des 11. Dorsalsegments aber war jede Empfindung von der Blase verloren gegangen. Zwischen D_{11} und L_2 oder L_3 müssen also die letzten sensiblen Fasern von der Blase aus ins Rückenmark gelangen.

Nun findet man aber häufig auch bei höhersitzenden anscheinend vollständigen Querschnittläsionen des Rückenmarks noch Empfindungen von der Entleerung. Das hat zu der Annahme verführt, es gebe außerhalb des Rückenmarksüberden Grenzstrang Verbindungen zwischen Blase und Gehirn (Böwing u. a.). Doch dürfte diese Annahme kaum zutreffen. Solche Läsionen sind eben keine vollständigen Unterbrechungen.

Bei fast völliger Unterbrechung des Rückenmarks behält sehr häufig ein kleiner Hautbezirk am Perineum und Genitale seine Sensibilität (O. Foerster 1917, Karplus, Kerppola u. a.), das sind gerade die Sakralsegmente, in die die wichtigsten sensiblen Blasennerven einmünden (cf. Foerster 1922). Diese Insel wird leicht übersehen. Wir haben gerade jetzt einen Kranken in der Klinik mit anscheinend völliger Querschnittläsion im 5. Dorsalsegment durch Spondylitis. Völlige schwach spastische Paraplegie der Beine, Hypästhesie von D_5 ab, Anästhesie von D_7 abwärts. Die Blase ist im Übergang von der Retention zur automatischen Entleerung. Das „Überlaufen" kleiner Portionen empfindet der Kranke nicht; größere Entleerungen, die jetzt von Zeit zu Zeit kommen, gibt er deutlich an. Ebenso die Entleerung des Mastdarms. Als ich seine Sensibilität genau untersuchte, hatte er tatsächlich eine deutliche Insel am Scrotum und Penis, wo er Nadelstiche spürte.

Solange keine anatomischen Beweise für die Vollständigkeit der Querschnittverletzung vorliegen, solange sind natürlich die Fälle viel beweisender, in denen nichts von der Blase empfunden wird, als die andern. Außer der Angabe von Riddoch kann ich über 3 Kranke aus unserer Klinik berichten, die keinerlei Empfindung von der Blase hatten, die Läsion saß in D_4, D_8 und D_{10}.

Eine theoretische Möglichkeit, wie bei hohen Verletzungen noch eine Empfindung von der Blase zustande kommen könnte, wäre die: Die Blasencontractionen sind mit andern Reflexen, so besonders Schweißsekretion, verbunden (Head u. Riddoch). Wenn die Läsion im oberen Dorsalmark liegt, kann die Sekretion auch die Arme betreffen, weil deren Schweißzentren im Dorsalmark liegen. Die Sensibilität der Arme ist intakt, vielleicht könnte dieses Schwitzen empfunden werden (auch Gänsehaut- und Gefäßreflexe sind so möglich). Wirklich beobachtet habe ich das aber nie.

Ebenso wie die Sensibilität verhält sich die Motilität. Auch hier hält Böwing Verbindungen zwischen Gehirn und Blase über den Grenzstrang für möglich, weil er bei anscheinend völliger Querläsion des Rückenmarks Blasencontractionen durch psychische Einwirkungen sah. Auch das dürften Täuschungen sein. Entweder ist die Querläsion nicht völlig oder die Wirkung ist anders: Besonders stark wirkt die tiefe Atmung auf die Blase (Head u. Riddoch), und gerade die Atmung ändert sich bei seelischen Vorgängen. Ich habe bei 2 völligen Querläsionen oberhalb der Blasenzentren in D_8 und D_{10} mit den empfindlichsten Druckmessungen (Piston-rekorder) keinerlei Schwankungen nach psychischen Reizen oder Schmerzreizen oberhalb der Läsion gefunden, wenn nur die Atmung gleichgehalten wurde.

Bei Verletzungen des Lumbosakralmarks ist also im Gegensatz zu höheren Verletzungen die Reflexerregbarkeit der Blase von der Haut aus erloschen und die Sensibilität noch teilweise erhalten. Die beiden Unterschiede haben aber keinen lokaldiagnostischen Wert. Die Reflexe von der Haut aus sind auch bei hohen Verletzungen inkonstant, zur genaueren Prüfung müßte man schon durch den Katheter feinere Druckmessungen veranstalten, was für die Praxis unmöglich ist; auch vermeidet man möglichst unnötiges und langes Katheterisieren. Die Sensibilität ist bei höheren Verletzungen oft noch vorhanden, wenn diese nicht den ganzen Querschnitt zerstört haben. Außerdem weiß man noch nicht genau, in welches Segment die letzten sensiblen Fasern der Blase einmünden, man weiß nur, daß es zwischen D_{11} und L_3 ist.

So darf man aus der Form der Blasenstörungen überhaupt keinen Schluß auf die Höhe der Verletzung im Rückenmark ziehen.

Es bleiben noch zu besprechen die Verletzungen des alleruntersten Rückenmarkabschnitts; hierüber habe ich nur Angaben von Th. Kocher gefunden. Er sah durch Zerstörung des 5. Sakralsegments eine Lähmung des Verschlusses bei Möglichkeit spontaner Entleerung. Verletzung des 1. Coccygealsegments ließ die Blasenfunktion ganz intakt.

Das hauptsächlichste Ergebnis dieses Abschnitts ist die Erkenntnis, daß alle völligen Querschnittläsionen vom Halsmark bis zum 4. Sakralsegment im großen ganzen zu denselben Blasenstörungen führen. Durch Abtrennung der Blase vom Gehirn wird ihre Funktion immer auf das schwerste gestört, meist tritt erst Retentio urinae und dann reflektorische unvollständige Entleerung auf. Die Blasenzentren im Rückenmark haben ohne das Gehirn eine relativ geringe Bedeutung, denn nach ihrer Zerstörung können die Zentren in der Peripherie fast das gleiche leisten.

Die Bahnen im Rückenmark.

Man weiß über den Verlauf der Bahnen des autonomen Nervensystems im Rückenmark nur wenig Sicheres. Von den zentrifugalen Bahnen ist es wahrscheinlich, daß sie in den Seitensträngen in der Nähe der Pyramidenseitenstränge laufen (s. das Referat von Spiegel). Auch die sensiblen Bahnen des autonomen

Systems laufen wahrscheinlich ähnlich wie die der cerebrospinalen Nerven. Spiegel fand die Bahnen für den Gefäßschmerz im Vorderseitenstrang, wohl anschließend an den Tractus spinothalamicus. Und Davis findet für die Schmerzbahn bei Reizung des Splanchnicus kurze Systeme mit Beteiligung der grauen Substanz, in Übereinstimmung mit dem, was Karplus und Kreidl für die cerebrospinalen Nerven beobachtet haben. Alle diese Untersuchungen sind noch in den ersten Anfängen.

Noch viel weniger weiß man von der Blase, deren motorische Bahnen die einen in die Seitenstränge, die andern in die Hinterstränge verlegen und von deren sensiblen Bahnen man noch gar keine Kenntnis hat. Manche nehmen sogar an, daß die motorischen Blasenbahnen in den hinteren Wurzeln das Rückenmark verlassen. Sie finden eine Stütze dafür in Lehmanns Versuchen, nach denen in den hinteren Wurzeln motorische und in den vorderen sensible Fasern für die Eingeweide vorkommen sollen. So schreibt z. B. Goldstein 1923: „Auch kommen wahrscheinlich andere vom sympathischen System abhängige Leistungen (Blasen-Genitalinnervation) durch in den hinteren Wurzeln austretende Bahnen (vgl. bes. L. R. Müller) zustande."

Die Blasenstörungen durch Rückenmarkkrankheiten sind bisher immer rein deskriptiv aufgezählt worden und es ist nie das Gemeinsame oder Trennende bei den einzelnen Krankheiten herausgearbeitet worden. Die Ursache dafür liegt darin, daß die Grundlage für eine Analyse fehlte. Man wußte nämlich nicht, welche Störungen auf Ausfall sensibler und welche auf Ausfall motorischer Bahnen zurückzuführen sind. Diese Frage sollten zunächst die folgenden Tierversuche lösen.

Ich verglich die Folgen der Vorder- und Hinterwurzeldurchschneidung im Tierversuch. Ich mußte dann, um auf motorische und sensible Störungen schließen zu können, weiter untersuchen, ob die vorderen Wurzeln nur motorische und die hinteren nur sensible Fasern für die Blase enthalten.

Die Vorderwurzeln der Blasennerven sind meines Wissens nie isoliert durchschnitten worden. Dagegen gibt es Untersuchungen über Hinterwurzeldurchschneidung: Merzbacher sah 1902 beim Hund nach Durchschneidung der hinteren Sakralwurzeln starke Inkontinenz. Seine Beobachtungen, die hauptsächlich der Innervation der Analmuskulatur galten, sind aber für die Blase nicht eingehend. Barrington fand 1914 nach derselben Operation bei der Katze eine schlaffe Blase, in den ersten Tagen manchmal schlechten, später eher verstärkten Verschluß, Erschwerung der Expression, Retentio urinae, tropfenweises Überlaufen der Blase.

Wegen der besseren Beobachtungsmöglichkeit wollte ich den Vergleich zwischen Vorder- und Hinterwurzeldurchschneidung an Hunden machen. Es wurde dabei auf folgendes geachtet:

1. Zustand des Detrusors: Es wurde mehrere Tage vor der Operation beobachtet, bei welcher Füllung die Tiere spontan urinierten. Nach der Operation dann Vergleich, ob die Kapazität sich änderte. Ferner Druckmessung bei Einfüllen von physiol. Kochsalzlösung durch den Katheter.

2. Blasenverschluß: Wirkung der Bauchpresse, des manuellen Drückens auf den Unterbauch; Gefühl für den Widerstand beim Katheterisieren.

3. Völlige Entleerung: Weibliche und alle jungen Hunde entleeren die Blase normalerweise vollständig, wie sich durch Katheterisieren nach der Miktion feststellen läßt.

4. Willkürmiktion: Gewöhnung der Tiere an einen bestimmten Platz.

5. Sensibilität: Füllung der Blase durch den Katheter, Beobachtung, ob Unruhe oder Schmerz geäußert wurde.

Die Hinterwurzeldurchschneidung habe ich an 6 Hunden ausgeführt. Intradural wurden von der 7. Lumbalwurzel abwärts die hinteren Wurzeln beiderseits durchschnitten. Damit waren die Hinterwurzeln für den N. pelvicus und pudendus durchtrennt. Diejenigen des Lumbalmarks zum N. hypogastricus durften nicht durchtrennt werden, weil sonst schwere Gehstörungen auftreten, die die Beobachtungen behindern würden. Daher wurde später der N. hypogastricus peripher durchschnitten (s. u.). Die Durchtrennung vorderer und hinterer Sakralwurzeln verschlechtert nur die Bewegungen des Schwanzes, der Gang wird kaum gestört.

Die Tiere zeigten sofort nach der Operation eine enorme Atonie der Blase. Diese faßte eine viel größere Menge Flüssigkeit und konnte selbst bei allerstärkster Füllung durch den Katheter zu keiner Contraction gebracht werden. Bei einem solchen Versuch entstand eine Blasenblutung, an der das Tier zugrunde ging. Ein 2. Hund bekam spontan durch Überfüllung eine tödliche Blasenblutung. Die Blase hatte sich bei ihm über Nacht sehr schnell gefüllt, es waren nur einige ccm Urin „übergelaufen", dann war offenbar die Blutung entstanden, ein Gerinnsel hatte die Urethra verstopft. Es blieben für die weiteren Beobachtungen also noch 4 Tiere übrig.

Nach einigen Tagen waren bei stärkerer Füllung wieder Contractionen auszulösen, sie waren aber nur schwach, und die Kapazität der Blase blieb immer sehr groß.

Am ersten Tag nach der Operation war der Verschluß meist so fest, daß nur bei erheblichem Druck auf den Bauch eine größere Menge Urin ausgepreßt werden konnte. Spontan liefen aus der übervollen Blase kleine Mengen ab. Nach einigen Tagen wurde der Verschluß so schlecht, daß schon bei geringer Erhöhung des Bauchdrucks, z. B. bei lebhaftem Laufen, Bellen, Aufrichten auf die Hinterbeine, Urin auslief. Nach einigen Wochen wurde diese Inkontinenz wieder etwas weniger stark. Außer der Inkontinenz bei erhöhtem Bauchdruck kam es nach einiger Zeit auch zu größeren unwillkürlichen Entleerungen, denen offensichtlich Blasencontractionen zugrunde lagen.

Die willkürliche Miktion war möglich, aber erschwert, die Entleerung unvollständig. Besonders gut ließ sich ein junger männlicher Hund beobachten, dessen Dressur auf einen bestimmten Platz sehr fest war. Er mußte länger drücken, bis der Harn kam, der Strahl war schwächer als früher und brach bald ab, um dann von neuem zu beginnen. Das wiederholte sich mehrmals, dann lief das Tier weiter, wobei noch von ihm unbemerkt eine ganze Zeitlang Urin nachträufelte. Als endlich nichts mehr kam, waren durch Expression oder Katheterisieren immer noch 30—50 ccm in der Blase nachweisbar, während dieser Hund wie alle jungen früher völlig entleert hatte. Nach einigen Wochen ging die Miktion leichter, er mußte nicht mehr lange drücken, aber der Strahl setzte doch meistens mehrmals ab. — 2 ausgewachsene Rüden urinierten wie früher an den gewohnten

Stellen, aber jetzt kamen meistens nur wenige Tropfen, während vorher immer ein kurzer Strahl gekommen war. — Bei einer Hündin hielt die Dressur auf den bestimmten Platz nicht an; es wurde nie mehr ein Versuch zur willkürlichen Miktion beobachtet (wenn die Sensibilität herabgesetzt ist, so daß kein Harndrang mehr besteht, muß die Gewohnheit schon sehr stark sein, um einen Miktionsversuch hervorzubringen). Aber hier konnte trotzdem noch eine Beeinflussung der Blase vom Gehirn aus beobachtet werden: Bei Angst, etwa wenn ein Fremder die Hündin herbeirief, verlor sie immer Urin; auch bei den andern Hunden mit dieser Operation war das öfters zu beobachten.

Die Sensibilität der Blase war herabgesetzt, aber doch nicht ganz aufgehoben (der Weg über die Nn. hypogastrici war ja noch frei). Stärkste Füllung durch den Katheter machte sichtlich etwas Unbehagen, aber keinen Schmerz mehr wie beim normalen Tier.

Dieses Bild wurde bis zu 3 Monaten beobachtet und blieb sich annähernd gleich. Die Atonie war im Lauf der Zeit etwas geringer geworden, doch war die Kapazität der Blase immer übernormal groß. Die Blase enthielt gewöhnlich viel mehr Urin als die Menge, bei der die Tiere vorher uriniert hatten, und bei künstlicher Füllung stieg der Druck langsamer.

Wenn nun noch die Nn. hypogastrici (also die motorische und sensible Bahn vom Lendenmark) durchschnitten wurden (bei 2 Hunden ausgeführt), so verschwand auch der letzte Rest von Sensibilität. Es war bei stärkster Blasenfüllung keinerlei Reaktion der Tiere mehr zu beobachten. Wir können daher mit Sicherheit feststellen, daß in den vorderen Wurzeln des Sakralmarks keine sensiblen Fasern für die Blase verlaufen.

Alle die beschriebenen Blasenstörungen sind also rein auf Durchtrennung sensibler Bahnen zurückzuführen. Die Durchschneidung der Nn. hypogastrici änderte übrigens außer dem Verschwinden des letzten Restes von Sensibilität nichts mehr; den geringen Einfluß dieser Nerven haben ja schon die früher beschriebenen Tierversuche dargetan.

Vergleichen wir damit nun die Störungen bei Durschchneidung der entsprechenden vorderen Wurzeln!

Die Operation wurde an 4 Hunden vorgenommen. Von L_7—S_4 wurden die vorderen Wurzeln intradural durchschnitten da, wo sie mit den dickeren hinteren Wurzeln gemeinsam durch die Dura austreten, aber durch ihre Lage leicht von diesen getrennt werden können (unter dem 6. und 7. Lendenwirbel). Bei einem Hunde mußte die Operation aufgegeben werden, weil bei ihm die Wurzeln aufgeteilt die Dura verließen, so daß vordere und hintere Wurzeln nicht sicher unterschieden werden konnten. Es blieben also noch 3 Operationen übrig, die gelangen.

Bei grobem Beobachten zeigte sich das Erstaunliche, daß die Störungen dieselben waren wie bei der Hinterwurzeldurchschneidung: Atonie, Inkontinenz, erschwerte oder unmögliche Spontanmiktion. Aber bei genauerer Beobachtung kamen, besonders nach einigen Tagen, doch Unterschiede heraus.

Die Atonie war wohl nicht so stark wie bei der Hinterwurzeldurchschneidung. Es kam, auch wenn die Tiere sich selbst überlassen wurden, zu keiner Blutung. Das Fassungsvermögen der Blase war zuerst viel größer als normalerweise. Dies änderte sich aber nach wenigen Tagen, die Blase faßte zuerst so viel wie vor der Operation und nach einigen weiteren Tagen sogar weniger. Auf Füllung kontrahierte der Detrusor sich erst gar nicht, später ein wenig und allmählich immer stärker.

Am ersten Tag bestand wieder Harnretention mit Erschwerung der Expression, in den nächsten Tagen wurde der Verschluß sehr schlecht und gab jeder Erhöhung des Bauchdruckes nach. Auch kamen wieder unwillkürliche größere Entleerungen. Im Lauf von Wochen wurde die Inkontinenz etwas geringer, blieb aber doch immer bestehen.

Die Willkürmiktion war sehr erschwert. Noch nach mehreren Wochen blieben die Versuche oft vergeblich. Öfters gelang es den Tieren aber, offensichtlich unter Anstrengen der Bauchpresse, etwas Urin herauszudrücken. Der Strahl war wieder dünn und unterbrochen, es blieb viel. Restharn zurück.

Die Sensibilität war völlig erhalten; bei zunehmender Füllung durch den Katheter traten große Unruhe und schließlich heftige Schmerzäußerungen auf.

Die Durchschneidung der Nn. hypogastrici (2 Hunde) änderte nichts.

Endlich war noch zu prüfen, ob nicht durch die hinteren Würzeln motorische Impulse zur Blase gelangen. Dagegen sprach schon die Beobachtung, daß die Tiere mit durchschnittenen Vorderwurzeln bei Angst keinen Urin verloren. Mehr Sicherheit gab der folgende Versuch: Die beiden Hunde, denen die vorderen Wurzeln des Sakralmarks und die peripheren Nn. hypogastrici durchtrennt waren, wurden curaresiert (in kurzer Narkose wurde vorher tracheotomiert und künstliche Atmung eingerichtet). Dann wurde ein Katheter in die Blase eingeführt und mit Registrierung durch einen Pistonrekorder, Schreibhebel und Rußtrommel in isometrischer und isotonischer Anordnung (s. Methodik S. 7) geprüft, ob auf irgendwelche Schmerzreize (Drücken einer Pfote oder Reizung des vorher in Narkose noch freigelegten N. ulnaris) Blasencontractionen einträten. Das war nicht der Fall. Dieselbe Anordnung bei den Tieren mit durchschnittenen Hinterwurzeln und Nn. hypogastrici dagegen ergab immer lebhafte Blasencontractionen.

Durch die Vorderwurzeln laufen also sicher motorische Fasern zur Blase, durch die Hinterwurzeln nicht.

Dies ist das Ergebnis der Versuche: Bei Vorderwurzeldurchschneidung haben wir rein motorische, bei Hinterwurzeldurchschneidung rein sensible Blasenstörungen. Die beiden unterscheiden sich nur sehr wenig voneinander. Gemeinsam ist: Zuerst völlige Atonie der Blase mit „Überlaufen" kleiner Mengen Urins, später Inkontinenz bei Erhöhung des Bauchdrucks, Erschwerung der Willkürmiktion, nur kleine Blasencontractionen und daher Restharn. — Der Unterschied ist: Bei Hinterwurzeldurchschneidung Verlust der Sensibilität, bleibende Atonie der Blase; bei Vorderwurzeldurchschneidung Erhaltung der Sensibilität, baldiges Verschwinden der Atonie. Während in beiden Fällen Blasencontractionen entstehen auf Reize, die die Blase selbst betreffen, treten sie bei durchschnittenen Hinterwurzeln noch infolge von Erregungen vom Gehirn aus auf, bei durchschnittenen Vorderwurzeln aber nicht mehr.

Die Folgen der beiden verschiedenen Operationen sind also großenteils die gleichen; der Mechanismus für das, was vorgeht, ist aber verschieden.

Die Detrusoratonie bei der Vorderwurzeldurchschneidung ist ohne weiteres verständlich, da der Muskel von seinem motorischen Nerven abgetrennt ist. Die Wiederkehr eines gewissen Tonus entspricht dem, was wir auch sonst vom glatten Muskel nach seiner Abtrennung vom Zentralnervensystem wissen. Bei der Hinterwurzeldurchschneidung wird der Detrusor atonisch, weil die sensiblen Reize, welche von der Blase über das Rückenmark zu ihm gelangen, ausfallen und die Reize von andern Körperstellen nicht genügen, um den Tonus zu erhalten.

Der vermehrte Verschluß im Beginn ist in beiden Fällen wie immer mechanisch durch die starke Detrusoratonie bedingt.

Die Inkontinenz beruht auf der Atonie der Sphincteren, sie hat dieselbe Ursache wie die Detrusoratonie.

Die Erschwerung der Willkürmiktion ist nach Durchtrennung der motorischen Bahn ohne weiteres klar. Wenn eine willkürliche Miktion überhaupt gelingt, so kommt sie nur durch Anstrengen der Bauchpresse zustande (entweder direktes Ausdrücken oder Anregung von Blasencontractionen durch den Reiz des erhöhten Druckes). Bei der Hinterwurzeldurchschneidung sind die motorischen Bahnen zwar frei, aber die zugehörigen Reflexe fehlen, so daß die Miktion wiederum erschwert wird. In beiden Fällen wird sie unvollständig, weil der wichtige Reflex (N. pelvicus—Rückenmark—Brücke) das eine Mal im sensiblen, das andere Mal im motorischen Teil unterbrochen ist.

Die Durchschneidung der Vorder- und Hinterwurzeln entspricht natürlich nur den Störungen der motorischen und sensiblen Zentren im unteren Rückenmark.

Es fehlt uns nun noch die Folge der isolierten Durchtrennung der sensiblen und motorischen Bahnen im Rückenmark oberhalb der Blasenzentren. Wir können sie ableiten aus unsern Kenntnissen der Vorder- und Hinterwurzeldurchschneidung und der Querdurchtrennung des Rückenmarks. Die isolierte Zerstörung der motorischen oder sensiblen Bahnen im Rückenmark wird wie die völlige Querdurchtrennung des Rückenmarks zuerst atonische Retention und später unvollständige reflektorische Miktion verursachen, da die wichtigste Reflexbahn über die subcorticalen Zentren im motorischen oder sensiblen Ast unterbrochen, die Bahn für Rückenmarkreflexe aber frei ist. Die willkürliche Miktion muß erschwert sein. Der einzige Unterschied zwischen Verletzung motorischer und sensibler Bahn wird wieder in dem Erhaltensein beziehungsweise Verlust der Blasensensibilität liegen.

Kompliziert werden die Verhältnisse durch die Möglichkeit, daß die Bahnen für die 3 Nervenpaare der Blase und Harnröhre im Rückenmark verschieden verlaufen und isoliert verletzt werden könnten. Welche Möglichkeiten von Störungen dann vorhanden wären, läßt sich aus dem ersehen, was wir bei den Durchschneidungen der peripheren Nerven beobachtet haben (S. 21f). Das Hauptgewicht liegt bei den Nn. pelvici und ihren Bahnen, bei ihrer Störung im sensiblen oder motorischen Teil müssen die vorhin beschriebenen Störungen eintreten.

Aus all den Tierversuchen können wir also dies entnehmen: Der einzige greifbare Unterschied zwischen Verletzung der motorischen und sensiblen Bahnen für die Blase ist der, daß bei rein motorischer Störung die Sensibilität erhalten, daß sie bei sensibler Störung verloren ist. Die Form der Blasenstörungen ist im übrigen in beiden Fällen vollständig gleich: erst Atonie mit Retention und „Überlaufen" kleiner Harnmengen; dieses Stadium kann beim Menschen sehr lange dauern. Später Inkontinenz, erschwerte und unvollständige Willkürmiktion, reflektorische Entleerungen. Nur bei Verletzung der Blasenzentren selbst oder der Wurzeln wird im späteren Stadium ein Unterschied sein: Verletzung der motorischen Zentren macht geringere und kürzer dauernde Atonie, Verletzung der sensiblen Zentren eine sehr lange anhaltende schwere Atonie.

Wenn es wunderbar scheinen will, daß so wenig Unterschied zwischen sensiblen und motorischen Störungen besteht, so sei an den Schluckakt erinnert, den Edinger als Beispiel für die sensorische Regulation der Bewegungen anführt: „Wir können ihn ja willkürlich einleiten — also vom Großhirn aus —, aber sobald der Bissen in den Schlund kommt, müssen dessen Muskeln in genau geordneter Bewegungsfolge sich zusammenziehen. Pinselt man nun die Rachenwand mit Cocain und vernichtet dadurch ihre Aufnahmefähigkeit für den Reiz des Beißens, so wird es ganz unmöglich zu schlucken."

Die Bewegungen des Rumpfes und der Extremitäten werden nach Aufhebung der Sensibilität bekanntlich durch das Auge sehr stark gelenkt. Für die Blase fehlt eine solche Kompensation, daher sind die zentripetal bedingten Bewegungsstörungen besonders schwer.

Nachdem hier Klarheit geschaffen ist, kehren wir zurück zu der Frage, wo im Rückenmarkquerschnitt die motorischen und sensiblen Bahnen verlaufen.

Die motorischen Bahnen.

Sicher ist, daß sie nur in der hinteren Hälfte des Rückenmarks verlaufen. Das ist von Mosso und Pellacani durch sehr klare Versuche bewiesen. Sie durchschnitten an Hunden Teile des unteren Dorsalmarks und sahen zu, ob durch Kneifen der Vorder- oder Hinterpfote noch reflektorische Blasencontractionen ausgelöst wurden: Nach Durchschneidung der vorderen Rückenmarkhälfte waren die Blasenreflexe noch auslösbar, nach Durchschneidung der hinteren aber nicht mehr. Sie schließen daraus, daß die motorischen Bahnen der Blase in den Hintersträngen oder im hinteren Teil der Seitenstränge laufen.

Noch genauer konnte Stewart die Bahn lokalisieren. Er benützte die von Budge gefundene und von vielen andern bestätigte Tatsache, daß man durch elektrische Reize des Rückenmarks Blasencontractionen erhält. Wenn er an der Katze das Rückenmark mit Ausnahme der Hinterstränge durchschnitt, so bekam er auf Reize oberhalb der Durchschneidungsstelle keine Blasencontractionen mehr (unterhalb aber waren sie auszulösen). Ließ er nur die Seitenstränge stehen, so hatten die Reize oberhalb der Durchschneidung noch Erfolg. Ja, er splitterte das Dorsalmark der Länge nach 5 cm weit auf, hielt das Rückenmark in physiologischer Kochsalzlösung, hob nur den Streifen, der die hinteren Teile der Seitenstränge darstellte, aus der Lösung heraus und reizte ihn elektrisch. Auch so bekam er Blasencontractionen. Dasselbe haben neuerdings Spiegel und Pherson gefunden: Die Blasencontractionen, die man durch elektrische Reizung des Hypothalamus und Pes pedunculi bekommt, waren noch auszulösen, wenn der ganze Rückenmarkquerschnitt mit Ausnahme der Seitenstränge zerstört war, sie fehlten aber, wenn isoliert die Seitenstränge unterbrochen wurden. Danach verlaufen die motorischen Bahnen zur Blase im hinteren Teil der Seitenstränge.

Beim Menschen hält L. R. Müller es für möglich, daß die motorischen Blasenbahnen in den Hintersträngen liegen. Es gibt dort abwärts degenerierende

Fasern, die nach Müller vielleicht lange Bahnen zwischen Gehirn und unterem Rückenmark darstellen. Marburg allerdings hält sie nur für Verbindungen zwischen einzelnen Rückenmarksegmenten.

Was spricht denn dagegen, wie beim Tier die motorischen Blasenbahnen in den Seitensträngen zu suchen? Es sind zwei Tatsachen: Erstens die schweren Blasenstörungen bei Rückenmarkläsionen, in denen gerade die Pyramidenseitenstränge frei blieben und nur sensible Bahnen gestört waren. Dieser Einwurf ist nach unseren Versuchen völlig hinfällig, da schwerste Blasenstörungen auch nach Verletzung nur sensibler Bahnen durchaus zu erwarten sind. Zweitens scheut man sich, die motorischen Blasenbahnen in den Seitensträngen anzunehmen, weil die Verletzung der Pyramidenseitenstränge meistens die Blasenfunktion nicht schädigt. Aber es ist doch eine ganze Reihe von Fällen spastischer Spinalparalyse und amyotrophischer Lateralsklerose mit Blasenstörungen beschrieben. Bei solchen Systemerkrankungen sind die verschiedenen Muskelgebiete ja verschieden häufig beteiligt, die Blase scheint besonders leicht verschont zu bleiben. Von Czylharz und Marburg weisen darauf hin, daß in den anatomisch untersuchten Fällen, wo keine Blasenstörungen gefunden wurden, das untere Rückenmark weniger betroffen war (Morgan und Dreschfeld, Minkowski). So ist es doch am wahrscheinlichsten, daß die motorischen Blasenbahnen wie beim Tier im hinteren Teil der Seitenstränge, in den Pyramidenbahnen oder in deren Nähe, verlaufen. Genaue anatomische Vergleiche zwischen den Fällen mit und denen ohne Blasenstörungen könnten hier zu noch größerer Sicherheit führen.

Die Kreuzung der motorischen Bahnen hat Stewart an Katzen wieder durch Reizung des Rückenmarks nach seiner Längsteilung und halbseitiger Durchschneidung genau feststellen können. Die Bahn für die Nn. pelvici kreuzt teilweise zwischen Medulla oblongata und erstem Cervicalsegment, teilweise im Lumbalmark (L_{2-5}). Eine Rückenmarkhälfte versorgt also beide Blasenhälften. Ebenso ist es bei den Nn. hypogastrici, sie haben aber noch eine weitere teilweise Kreuzung peripher im Ganglion mesent. inf. (Langley und Anderson). So verstehen wir, daß beim Menschen die Halbseitenverletzung des Rückenmarks meistens gar keine Blasenstörungen macht (Kocher, Mann, Marburg und Ranzi u. a.). Wenn doch Störungen auftreten, so gehen sie schnell wieder vorüber. So gibt Turner an, daß beim Menschen oft 10—14 Tage Inkontinenz auftrete, bei Versuchen an Affen sah er nur 24 stündige Urinretention, dann normale Miktion.

Die sensiblen Bahnen.

Nach dem, was wir oben von den Bahnen des autonomen Nervensystems berichtet haben, könnte man die sensiblen Blasenbahnen im Rückenmark am ersten in der Nähe der cereprosbinalen sensiblen Bahnen suchen. Es kämen für den sensiblen Ast der Reflexe, die über die subcorticalen Zentren laufen, und für die Blasensensibilität also wohl besonders die Hinterstränge und der Tractus spinothalamicus der Seitenstränge in Betracht.

Die Tabes, bei der hauptsächlich die hinteren Wurzeln, die Hinterstränge und die Clarkschen Säulen degenerieren, führt sehr häufig zu schweren Blasenstörungen. Die Friedreichsche Ataxie dagegen, bei der von den sensiblen Bahnen auch die Hinterstränge und die Clarkschen Säulen, dazu aber noch die zum

Kleinhirn führenden Bahnen gestört sind, betrifft fast nie die Blasenfunktion. Der Unterschied ist wohl darin zu suchen: Bei der Tabes ist durch die Degeneration der Hinterwurzeln die Bahn durch den Tractus spinothalamicus verlegt, bei der hereditären Ataxie, wo die hinteren Wurzeln viel weniger ergriffen sind, ist diese Bahn frei.

Immerhin eignen sich die Systemerkrankungen recht wenig zur Bestimmung der Bahnen für irgendwelche Funktion, weil fast nie alle Fasern des Systems zugrunde gegangen sind. Viel beweisender wäre etwa eine völlige isolierte Zerstörung beider Hinterstränge durch irgendeinen andern Krankheitsvorgang. Ich habe in der Literatur nur einen solchen verwertbaren Fall gefunden: Schüppel beschreibt 1874 eine Syringomyelie, die im Bereich des 4.—7. Halswirbels die Hinterstränge „bis auf den letzten Rest" zerstört, die Seitenstränge aber nur wenig getroffen hat. Tastsinn, Drucksinn und Temperatursinn fehlte fast überall, die Schmerzempfindung war an vielen Stellen, besonders an den unteren Extremitäten, noch vorhanden. Dieser Kranke hatte normal funktionierende Schließmuskeln der Blase und des Afters.

Nach diesen Befunden können wir wohl mit einiger Wahrscheinlichkeit annehmen, daß die sensiblen Bahnen für die Blase nicht in den Hintersträngen, sondern hauptsächlich in den Seitensträngen verlaufen.

Von der Kreuzung der sensiblen Bahnen wissen wir nichts. Da bei Halbseitenläsion des Rückenmarks keine länger dauernden Störungen auftreten, so muß entweder jede Blasenhälfte auf beiden Rückenmarkhälften sensible Bahnen haben, oder die Sensibilität der halben Blase zur Funktion genügen. Dies letztere ist auf alle Fälle sehr wahrscheinlich, weil die physiologischen Reize, Spannungsänderung bei Dehnung oder Contraction, immer beide Blasenhälften betreffen.

Die einzelnen Rückenmarkkrankheiten.

Die sensiblen Blasenstörungen lassen sich am besten bei der Tabes dorsalis[1]) beobachten. Wenn auch bei Tabikern manchmal Degeneration in den Vorderhörnern und den peripheren motorischen Nerven gefunden wird, so ist dies doch so selten, daß die häufigen Blasenstörungen damit nicht erklärt werden können. Sie sind vielmehr rein als Folge der Unterbrechung sensibler Bahnen anzusehen. Die Störungen stimmen so sehr mit den Tierversuchen bei Hinterwurzeldurchschneidung, wo sicher nur sensible Bahnen durchtrennt wurden, überein, daß wir jetzt fast nur das wiederholen, was dort gesagt wurde.

Die Blasenstörungen sind bei Tabes sehr häufig und bilden oft ein wichtiges Anfangssymptom, das sogar manchmal auftritt, ehe noch irgendein anderes Symptom nachzuweisen ist. Sowohl die Zurückhaltung als auch die Austreibung des Urins ist erschwert.

Bei Erhöhung des Bauchdrucks durch Anstrengungen, Husten usw. gehen einige Tropfen verloren. Das ist leicht zu verstehen, da wir wissen, daß der Tonus der Sphincteren reflektorisch bedingt ist und daher bei Unterbrechung der sensiblen Bahnen nachläßt. Es ist dasselbe wie die Atonie der quergestreiften Muskulatur.

---

[1]) Beschreibung der Blasenstörungen bei Fournier (sehr ausführlich und drastisch), von Frankl-Hochwart und Zuckerkandl u. a.

4*

Wir verstehen weiter, daß der Harndrang völlig verloren gehen kann, die Kranken haben kein Bedürfnis mehr zu urinieren und tun es nur noch „aus Überlegung". Selbst Blasencontractionen kommen nicht oder kaum zum Bewußtsein, so daß auch größere Entleerungen, besonders im Schlaf oder bei Aufregungen, ganz unbemerkt vor sich gehen.

Das häufigste Anfangssymptom ist die erschwerte willkürliche Entleerung. Die Tabiker müssen lange drücken, wenn sie urinieren wollen. Sie lernen alle möglichen Hilfsgriffe anzuwenden, nehmen eine Hockstellung ein oder drücken sich mit der Hand auf den Leib; einer gab mir an, daß ihm die Miktion nur gelinge, wenn er die Füße in kaltes Wasser stelle. Fournier schildert, wie diese Leute sich scheuen, öffentliche Aborte zu benützen, weil sie dort mit denen Streit bekommen, die nach ihnen auf den Platz wollen. Durch das starke Pressen wird statt der Miktion öfters eine Stuhlentleerung hervorgerufen.

Wenn es nun nach minutenlangem Drücken zur Miktion kommt, so ist der Strahl oft nur dünn und kraftlos. Sehr häufig stockt er ein- oder mehrmals für einige Sekunden oder länger, um dann von neuem zu beginnen. Und wenn der Kranke die Miktion für beendet hält und weggeht, träufelt nochmals etwas in die Kleider ab. Ist er endlich zur Ruhe gekommen, so findet man mit dem Katheter sehr häufig einen großen Rest in der Blase. Selten kommt völlige retentio urinae vor, die tägliches Katheterisieren nötig macht.

Auch alle diese Erscheinungen sind allein durch die Läsion der afferenten Bahnen zu erklären. Der Detrusor ist atonisch, die Blase enthält oft 1—2 l Urin und mehr, und diese stehen unter außerordentlich niederem Druck (Dubois u. a.). Die Reflexe, welche einen geordneten Ablauf der Miktion bedingen, kommen nicht zustande. Die erschwerte Einleitung der Miktion beruht z. T. wohl auch auf mechanischen Momenten, die, wie früher besprochen, bei überdehnter Blase eine Rolle spielen (Detrusorschlinge, schräger Abgang der Harnröhre, schlechte Contractionsfähigkeit des überdehnten Detrusors); deshalb ist die Miktion morgens, wenn die Blase sich über Nacht stärker gefüllt hat, besonders erschwert. Die Hauptsache wird aber auch hier sein, daß der Detrusor, von dessen Existenz und augenblicklichem Zustand man nichts weiß, nicht richtig kontrahiert werden kann, und daß die Sphincteren, falls sie nicht atonisch sind, geschlossen bleiben, statt sich reflektorisch zu öffnen.

Noch andere Reflexstörungen kommen vor. So gab mir ein Tabiker an, daß ihm bei jeder Erektion unwillkürlich Urin abgehe.

Recht häufig ist der sogenannte imperative Harndrang: Die Kranken verspüren plötzlich heftigen Drang, dem sie nicht widerstehen können. Wenn sie nicht sofort ein Uringlas bei der Hand haben, läuft ihnen der Urin weg. Der Normale kann selbst beim heftigsten Drang immer noch den Abort erreichen, dem Tabiker geht oft kurz vorher alles in die Kleider. Der Normale bekämpft eine Blasencontraction zweifellos direkt mit Contraction des quergestreiften Sphincter ext.; dadurch wird dann wahrscheinlich reflektorisch die Detrusorcontraction gehemmt (wenigstens ist der umgekehrte Reflex nachgewiesen, S. 19). Dem Tabiker fehlt schon die sichere Beherrschung des Sphincter ext., und vollends fehlt der Hemmungsreflex.

Alle diese verschiedenen Störungen gehen völlig regellos ineinander über. Fast nie findet man etwa nur reine Inkontinenz, sondern bei genauerem Nachfragen ist dann gewöhnlich auch die Austreibung erschwert. Bei dem innigen funktionellen Zusammenhang von Detrusor und Blasenverschluß wird man eine isolierte Störung eines einzelnen Teiles auch nicht erwarten können. Man wird in der Analyse der Blasenstörungen wohl kaum einmal weiter kommen können, etwa so, daß man aus einer Inkontinenz auf andere Bahnen oder Zentren schließen könnte als aus einer Retention.

Die Erscheinungen wechseln oft in der Intensität. So kommt es z. B. vor, daß eine Retention für 1 oder 2 Tage auftritt, die Miktion dann wieder normal wird, nach einigen Wochen dasselbe sich wiederholt und vielleicht erst nach Jahren weitere Symptome auftreten.

Seltener sind sensible Reizerscheinungen bei der Tabes. Ganz entsetzlich sind die „Blasenkrisen". Die Kranken bekommen plötzlich furchtbarste Schmerzen im Unterbauch mit heftigem Harndrang, dabei können sie gar nicht oder nur wenig und mit Steigerung der Schmerzen urinieren. Manchmal kommen sogar einige Tropfen Blut aus der Urethra. Die Anfälle dauern Minuten bis Tage lang und verschwinden dann ganz plötzlich von selbst, um irgendwann nach einigen Tagen oder Wochen wiederzukommen. Offenbar kontrahiert sich die Blase oder Urethra so stark, daß es zu Schleimhautblutungen kommt. Man kann die Schmerzen durch Reizzustände in den hinteren Wurzeln verstehen, die Contractionen würden dann reflektorisch hervorgerufen und würden die Schmerzen noch vermehren. Das ist wohl wahrscheinlicher als die Annahme, daß die Contractionen durch Reizzustände im motorischen Nerven entstünden. Die Erscheinung hat eine völlige Analogie in den gastrischen Krisen, wo ja auch stärkste Magencontractionen radiologisch nachgewiesen sind und auch manchmal Blutungen entstehen (cf. Foerster 1903).

Etwas Ähnliches ist wohl der bei den Tabikern öfters auftretende zu häufige und schmerzhafte Harndrang, der ohne Cystitis oder andere lokale Störung vorkommt.

Endlich gibt es noch ganz selten eine Hyperästhesie der Urethra, so daß in der Miktion das Gefühl entsteht, als ob ein glühendes Eisen in der Harnröhre sei (Fournier).

Fournier gibt die Häufigkeit der Blasenstörungen so an:

„Blasenträgheit" (erschwerte Miktion)	46
Retention	8
Inkontinenz	34
Pollakisurie mit Tenesmen	15
Blasenanästhesie	6
Blasenkrisen	5
Harnröhrenschmerz bei der Miktion	3

Zum Vergleich mit den rein sensiblen Störungen bei der Tabes bringen wir die Krankheiten, bei denen nur motorische Störungen zu erwarten sind: die spastische Spinalparalyse und die amyotrophische Lateralsklerose. Wie erwähnt, sind die Blasenstörungen hier nur selten, aber es gibt doch eine Reihe von klaren Fällen.

Von der spastischen Spinalparalyse beschreibt Good bei 3 erkrankten Geschwistern, die keine Sensibilitätsstörungen hatten, imperativen Harndrang. Beim 1. Fall von Schüle „erfolgte das Urinieren hin und wieder etwas zögernd"

Bei der amyotrophischen Lateralsklerose geben an: Oppenheim Dysurie, Sarbo Inkontinenz, Dercum und Spiller erst Retention, dann Inkontinenz, Schlesinger Retention, Kramer „gelegentliche Behinderung des Urinlassens, in einem Fall auch Incontinentia urinae et alvi".

Wir sehen also bei den wahrscheinlich rein motorischen Störungen wie im Tierversuch im Grund die gleichen Erscheinungen wie bei rein sensiblen Ausfällen: Retention, erschwerte Willkürmiktion, Inkontinenz, imperativen Drang. Nur das Fehlen des Harndrangs und die Blasenkrisen sind im Gegensatz zur Tabes hier, wie zu erwarten war, nicht beobachtet worden.

Wenn so in der Funktion der Blase kein Unterschied zwischen Unterbrechung sensibler oder motorischer Bahnen besteht, so ist auch nichts Neues zu erwarten von der Kombination der beiden. Und so verhält es sich auch.

Das häufigste Beispiel ist die multiple Sklerose[1]. Die Mehrzahl dieser Kranken hat Blasenstörungen, Ed. Müller sah sie in 75%. Oft sind es ganz leichte Störungen, die man nur durch eine genaue Anamnese findet (deshalb wohl finden manche Autoren die Blasenfunktion viel seltner gestört). Am häufigsten ist hier wieder das lange Drücken bei der Willkürmiktion, dann kommen auch alle anderen Symptome vor: unvollständige Entleerung, unterbrochener Strahl, Nachträufeln, Inkontinenz, imperativer Drang, zu seltener und zu häufiger Drang. Es gibt so alle Übergänge bis zu den Störungen der völligen Querschnittläsion. So finden wir (im Gegensatz zur Tabes, weil die Unterbrechung der Bahn ja meist oberhalb der Blasenzentren im Rückenmark stattfindet) reflektorische Überregbarkeit, bei Reizen der Genitoanalgegend kommt es zu größeren Entleerungen, die meistens noch empfunden, aber nicht verhindert werden können. Wie bei der Querläsion in späterem Stadium ist die Blase nicht atonisch, sondern hat oft sogar einen hohen Druck, der aber während der Entleerung schnell abfällt (Adler). Bei Cystitis werden die Miktionen öfters noch schmerzhaft empfunden.

Die Blasenstörungen sind wie die andern Symptome bei der multiplen Sklerose einem erheblichen Wechsel unterworfen, so daß oft Besserungen vorkommen.

Die Syringomyelie zeigt wieder dieselben Blasensymptome mit derselben Entstehungsart. Wir wollen sie nicht noch einmal aufzählen. Schlesinger findet die Blasenstörungen meist erst in späteren Stadien. Der sensible Ausfall ist oft besonders deutlich. Schlesinger hat einmal 3 l durch den Katheter entleert, ohne daß der Kranke etwas davon merkte. v. Frankl-Hochwart und Zuckerkandl fanden die Blase für den faradischen Strom unempfindlich.

Bei der Poliomyelitis anterior acuta findet sich im Beginn öfters eine retentio urinae (Wickmann u. a.). Sie ist darauf zurückzuführen, daß im akuten Stadium meist mehr Rückenmarksubstanz als nur die Vorderhörner ergriffen ist (häufig sensible Störungen) und auch die Meningen gereizt sind. Die Blasenstörungen verlieren sich immer nach einigen Tagen wieder.

Die hereditäre Ataxie bringt wie erwähnt nur ganz selten Blasenstörungen mit sich. Friedreich selbst hat einen Kranken beschrieben, der lange drücken mußte, um schließlich tropfenweise urinieren zu können. Auch ein Kranker von Seeligmüller mußte öfters lange drücken, während sein ebenfalls erkrankter

---

[1] S. bes. Claude et Rose und Ed. Müller 1904.

Bruder an imperativem Harndrang litt. Sanger Brown sah manchmal die Sphincteren leicht betroffen.

Die partiellen Rückenmarkverletzungen durch Kompression, Blutung, Tumoren usw. können natürlich zu allen bisher beschriebenen Blasenstörungen führen. Das Anfangssymptom ist auch hier meist das lange Drückenmüssen bei der Miktion. Oft kommt es wie bei der völligen Querschnittläsion erst zu einem Stadium der Retention und dann zu reflektorischen Entleerungen. Bei langsamer Entstehung der Krankheit habe ich das Stadium der Retention meistens vermißt.

Stookey hat an großem Material statistisch die Häufigkeit der Blasenbeschwerden bei Tumoren verschiedenen Sitzes festgestellt. Bei Conus- und Caudatumoren fand er die Blasenstörungen häufiger und früher als bei andern Tumoren. Nur 2mal sah er die Blasenbeschwerden als Anfangssymptom des Tumors, sonst traten sie meist erst später auf. Bei ventralem, dorsalem oder lateralem Sitz des Tumors waren die Störungen etwa gleich häufig.

Zusammenfassung über die Bahnen im Rückenmark.

Sehr wahrscheinlich verlaufen die motorischen Bahnen in den Seitensträngen, in den Pyramidenbahnen oder in ihrer Nähe, die sensiblen Bahnen im Tractus spinothalamicus oder in dessen Nähe. Durch die hinteren Wurzeln gehen nur sensible, durch die vorderen nur motorische Nerven zur Blase.

Für die Beherrschung der Blasenfunktion und die Form der Entleerungen ist es im großen ganzen einerlei, ob sensible oder motorische Bahnen verletzt sind, da in beiden Fällen die wichtigen Reflexbahnen über subcortikale Zentren unterbrochen sind. Die wichtigsten Störungen sind: Detrusoratonie und Retention, erschwerte Willkürmiktion, Sphincterenschwäche, automatische Entleerungen, imperativer Harndrang. Es gibt nur je nach Schwere und Dauer der Verletzung Intensitätsunterschiede, nicht aber prinzipiell verschiedene Formen zwischen motorischen und sensiblen Störungen.

Eine Rückenmarkhälfte versorgt beide Blasenhälften, so daß nur doppelseitige Rückenmarkverletzung dauernde Blasenstörungen verursachen kann.

Die Form der Blasenstörungen und ihr Vorhandensein oder Fehlen bei Rückenmarkkrankheiten gibt so gut wie keinen Aufschluß für die Lokaldiagnose innerhalb des Querschnitts, ebensowenig wie für die Höhe der Läsion.

Gehirn[1]).

Bei der Besprechung der Rückenmarkkrankheiten haben wir immer wieder gesehen, welch großen Einfluß das Gehirn auf die Blase haben muß, da das Rückenmark und die peripheren Nerven nur eine ungenügende Blasenfunktion bewirken können.

Gehirnrinde.

Wir beginnen wieder mit den Tierversuchen: Von der Rinde aus lassen sich mit Sicherheit durch elektrische Reizung Blasencontractionen hervorrufen: Ferrier 1873, Bochefontaine 1875—1876, François Franck 1887. Ganz

---

[1]) Gute Referate von v. Czylharz und Marburg (1901) und von M. Minkowski (1907).

besonders eingehende Versuche hat dann Bechterew mit seinen Schülern unternommen. Das betreffende Feld ist eng umschrieben auf beiden Hemisphären am Gyrus sigmoideus des Hundes und der Katze vor und hinter dem Sulcus cruciatus nahe an der Mittellinie; die Stelle hinter dem Sulcus cruciatus entspricht etwa dem motorischen Beinzentrum. Bei Reizung dieser Stellen kann man die Contractionen direkt an der freigelegten Blase sehen oder am Manometer einen Druckanstieg beobachten. Von andern Teilen der Rinde bekommt man keine Blasencontractionen.

Außer dem Detrusor scheinen auch die Sphincteren auf der Rinde vertreten zu sein. François Franck sah bei Rindenreizung Sphinctercontraction und -erschlaffung. In Bechterews Laboratorium registrierte Meyer die Harnröhrenbewegungen durch einen in die Urethra eingelegten Ballon aus Fischblase und fand Contraction durch Reizung des hinteren lateralen Teils des Gyrus sigmoideus. Reimers sah von derselben Stelle aus, wo man Detrusorcontractionen erhält, eine Erweiterung der Urethra.

Es bleiben hier aber manche Fragen offen: Die Stellen sind nicht genau festgelegt in ihrem Verhältnis zu den motorischen Zentren anderer Muskeln, da die Versuche an curaresierten Tieren gemacht wurden. Es würde sich im Hinblick auf gleich zu besprechende klinische Streitfragen lohnen, in neuen Versuchen genau festzulegen, ob das Zentrum für den Detrusor abzutrennen ist von dem für die Sphincteren. Ferner ist noch nicht festgestellt, ob die einzelnen Verschlußteile auf der Rinde besondere getrennte Stellen haben; das wäre durchaus möglich, da es ja im Rückenmark der Fall ist (das Zentrum für den N. hypogastricus im Lumbalmark und das für den N. pudendus im Sakralmark). Auch hier könnten neue Versuche mit Durchschneidung der einzelnen peripheren Nerven und Rindenreizung weiterführen.

Endlich ist noch zu überlegen, ob die Wirkung der Rindenreizung auf Detrusor und Sphincteren eine direkte sei oder ob nicht Rückenmarkreflexe hereinspielen. Es könnte z. B. nur der Detrusor vertreten sein, die Rindenreizung würde Detrusorcontraction hervorrufen und diese würde sekundär über das Rückenmark auf die Sphincteren wirken; solche Rückenmarkreflexe sind ja nachgewiesen. In derselben Weise könnten etwa nur die Sphincteren eine Vertretung auf der Rinde haben, das nimmt z. B. Guépin an. Auch L. R. Müller möchte nur dem Sphincter ext. als quergestreiften Mukel ein Feld auf der Rinde einräumen, da es ihm unwahrscheinlich erscheint, daß auch glatte Muskulatur dort vertreten sei. Die Wirkung auf den Detrusor wäre ein sekundärer Rückenmarkreflex.

Auf alle Fälle sind Reflexe von anderer Muskulatur als der Blase auszuschließen, da die Wirkung ja am curaresierten Tier sicher ist. Der Detrusor muß auf der Rinde vertreten sein, denn v. Frankl-Hochwart und Fröhlich sahen Detrusorcontraction auf Rindenreiz auch dann, wenn die Hauptnerven für die Sphincteren, die Nn. hypogastrici und pudendi, durchschnitten waren.

Nicht ganz sicher aber ist es, ob auch die Sphincteren isoliert von der Rinde aus beeinflußt werden können. v. Frankl-Hochwart und Fröhlich wollten nachweisen, daß eine Sphinctererschlaffung ohne Detrusorcontraction von der Rinde aus möglich sei. Sie schalteten die Druckerhöhung, die eine Detrusorcontraction macht, in der v. Zeißlschen Anordnung aus (S. 15), durchschnitten die Nn. hypogastrici und pudendi und reizten nun die Rinde. Dabei sahen sie tatsächlich öfters Öffnung des Blasenverschlusses. Aber in dieser Anordnung erfaßten sie nur den Teil des Verschlusses, der von dem Zustand des Detrusors direkt abhängt, die Detrusorschlinge. Die andern wichtigen Verschlußteile waren durch die Nervendurchschneidung ja von vornherein gelähmt und der Verschluß ist dann nur noch sehr schwach (s. S. 16 f.).

Nach den Tierversuchen hat somit der Detrusor sicher ein Feld auf der Rinde, wahrscheinlich sind auch die Sphincteren dort vertreten. Am nächsten liegt die Annahme, daß Detrusor und Sphincteren schon vom Gehirn aus einander antagonistisch hemmen, so wie dies Sherrington von den antagonistisch wirkenden Augenmuskeln gezeigt hat.

Auch die Beobachtungen an erkrankten Menschen sprechen durchaus für Blasenzentren in der Rinde. Verletzungen der motorischen Region führen zu Blasenstörungen. Viel einzelne derartige Fälle sind beschrieben, z. B. von Steiner, Erb, Pineles, Goldmann, Brüning. Pfeifer hat eine große Reihe von Beobachtungen an Kriegsverletzten gemacht. Er fand unter 64 Hirnverletzten mit Hemi- bzw. Triplegie 20 mal Blasenstörungen. Wenn überhaupt nach einer Hirnverletzung Blasenstörungen auftraten, so waren immer auch cerebrale Motilitätsstörungen vorhanden, und die Verletzung hatte ihren Hauptsitz in der Gegend der Zentralwindungen. Pfeifer hält es so für sicher, daß der Sitz der corticalen Blasenzentren im Rindengebiet der motorischen Region liegt. Das stimmt mit den Tierversuchen überein.

Die genauere Lokalisation innerhalb der motorischen Region macht Schwierigkeiten. Man wird das Blasenzentrum am ersten da erwarten, wo der Rumpf vertreten ist, also zwischen dem Arm- und Beinzentrum. Von Czylharz und Marburg nehmen mit Wahrscheinlichkeit an, daß das Blasenzentrum in der Nähe des Hüftzentrums gelegen sei. Dafür spricht einmal eine Beobachtung Oppenheims, der bei einer Jackson-Epilepsie während des Fortschreitens der Krämpfe sah, wie mit dem Krampfen der Bauchmuskeln die Blase sich entleerte. Ein passives Ausgedrücktwerden der Blase kommt nicht in Frage, denn selbst die allerstärkste Anspannung der Bauchpresse führt nie zu einer Harnentleerung, wenn nicht die Blase selbst durch Detrusorcontraction und Sphincterenöffnung aktiv sich beteiligt.

Ein von Jastrowitz beschriebener Kranker läßt sich vielleicht hier verwerten:

Er hatte eine allmählich zunehmende Parese des linken Beines ohne Blasenstörungen. Eines Tages plötzlich heftiger Schwindel, Lähmung des l. Beines, 3 Tage lang völlige Retentio urinae ohne Bewußtseinstörung. Dann auch Lähmung des linken Armes. Sektion: Gliasarkom der obersten Stirnwindung, das auch die vordere Zentralwindung zum Teil ergriffen und sie abgeplattet hatte.

Sonst gibt es nur noch einen Krankheitsfall, der als Beweis dafür gelten kann, daß ein Blasenzentrum in der Nähe des Hüftzentrums liegt: Ein Kranker von Troje:

Nach einem Sturz entsteht eine Tonussteigerung in der linken Körperhälfte und Epilepsie. Operation: Cystische Entartung des hinteren Abschnitts des mittleren Drittels des r. Gyrus postcentralis sowie des ganzen Gyrus supramarginalis und angularis. Entfernung eines kleinen Stückchens des untersten Teiles des Lobus parietalis sup. Im Anschluß an die Operation Tonussteigerung im l. Arm und Retentio urinae 14 Tage lang.

1918 haben Foerster und Kleist unabhängig voneinander gesehen, daß bei doppelseitiger Verletzung des Rindenzentrums für den Fuß, also des Lobulus paracentralis, Blasenstörungen entstehen. Sie haben daraus geschlossen, daß dort ein Zentrum für die Blase liege. Pfeifer bestreitet die Beweiskraft dieser Beobachtungen. In den 4 Fällen von Foerster war nämlich immer eine Zeitlang außer den beiden Beinen ein Arm mit betroffen, so daß auch das Hüftzentrum auf einer Seite als verletzt angenommen werden mußte. Die Angaben Kleists seien so kurz, daß sie nicht beurteilt werden könnten. Und Pfeifer beschreibt dann selbst einen Kranken mit einer Verletzung der Beinregion beider Zentralwindungen, der viele Monate hindurch vollkommen spastische Lähmung beider Beine zeigte, dabei aber nie die geringsten Blasenstörungen hatte. Auch Nießl berichtet 1918 über eine Verletzung der Pfeilnaht mit doppelseitiger Fußlähmung ohne Blasenstörung.

Seitdem hat Adler über 2 hierher gehörende Fälle von Blasenstörungen berichtet (sein Fall 5 und 6). Der erste Kranke hatte nach Rindenverletzung doppelseitige Beinlähmung; von den Armen ist nichts angegeben, so ist die Beobachtung wieder nicht zu verwerten. Der zweite hatte eine spastische Parese beider Beine, bei ihm waren die Arme und der Kopf motorisch intakt, Bauchdecken- und Cremasterreflexe vorhanden.

Weiterhin berichtet Foerster 1925 über epileptische Anfälle, die mit unwillkürlicher krampfhafter Blasenentleerung bei erhaltenem Bewußtsein beginnen, dann der Reihe nach auf Zehen, Fuß, Unterschenkel, Oberschenkel, Bauchmuskulatur usw. übergreifen. Ebenso hat er das Umgekehrte beobachtet: Beginn epileptischer Anfälle am Kopf, überspringen auf den Arm, dann Bein, Fuß, Zehe und zuletzt unwillkürliche Miktion.

Herr Professor Foerster teilt mir noch brieflich mit, daß er weiter mehrere Beobachtungen von schwerer Blasenlähmung gemacht hat, bei denen doppelseitige Fußlähmung ohne Beteiligung des Unterschenkels und Oberschenkels bestand. „Am wichtigsten ist folgende Beobachtung: Balkenstich wegen Hydrocephalus occlusus. Da bei Verletzung des lobulus paracentralis beider Seiten. Sofort Lähmung des contralateralen Fußes, totale Retentio urinae; am homolateralen Fuß Fußklonus, Babinski +, Oppenheim +, keine eigentliche Lähmung. Die Blasenlähmung hat 3—4 Monate, länger als die Fußlähmung, gedauert."

Eine Reihe von Beobachtungen spricht also dafür, daß ein Blasenzentrum im lobulus paracentralis beim Fußzentrum liegt. Weniger sicher scheint es, daß in der Gegend des focus für die Hüftmuskulatur die Blase vertreten sei.

Es braucht sich bei den zwei Stellen nicht um ein Entweder-Oder zu handeln, sondern beide Stellen könnten nebeneinander in Betracht kommen. A. Adler hat 1920 auf dieser Möglichkeit ein großes Hypothesengebäude aufgerichtet. So verdienstvoll seine verschiedenen Untersuchungen sind, so kann ich ihm in seinen Theorien nicht folgen. Da sie auch in Lehrbüchern aufgenommen wurden, muß näher darauf eingegangen werden.

Adler nimmt im Fußzentrum ein Blasenzentrum an für die Entleerung (sie soll durch willkürliche Erschlaffung des Sphincter int. zustande kommen) und im Hüftzentrum ein solches für die Zurückhaltung des Urins (durch Contraction des Sphincter ext.). Leider sind diese Hypothesen durch keinerlei Beweis gestützt.

Ehe wir weiter davon sprechen, müssen wir noch die Form der Blasenstörungen bei Rindenverletzung untersuchen. Kann aus ihr etwa ein Schluß auf gewisse

Zentren geschlossen werden? Bedauerlicherweise sind die Angaben der meisten
Autoren hier so ungenau, daß man nur selten ein Bild von der Art der Störungen
bekommt. Häufig wird nur von Blasenlähmung oder Inkontinenz oder Unrein-
heit ohne nähere Angaben gesprochen, oft wird auch nur die Form der Störung
zum Zeitpunkt der Krankengeschichtsabfassung erwähnt und man erfährt nichts
darüber, ob es früher anders war.

Die folgenden Angaben sind verwertbar: Pfeifer fand bei allen seinen
Rindenverletzten, die Blasenstörungen hatten, mit einer Ausnahme anfängliche
Retentio urinae. Bei einigen war die Retention vollständig, so daß katheterisiert
werden mußte. Meist konnten die Kranken aber nach langem Pressen tropfenweise oder in dünnem Strahl urinieren. Aus diesem Stadium heraus entwickelte
sich allmählich wieder eine normale Miktionsweise, bei einigen Kranken aber kam
es ähnlich wie bei den Verletzungen des Sakralmarkes zu imperativer Inkontinenz
Eine willkürliche Miktion war nicht möglich, es traten aber von Zeit zu Zeit
größere unfreiwillige Entleerungen auf, die empfunden wurden, aber nicht auf-
gehalten werden konnten. Wenn die Urinflasche nicht gleich bei der Hand war,
ging es in die Kleider. — Foerster findet bei seinen 4 Kranken Detrusorlähmung, also auch Retention, einer mußte katheterisiert werden. Auch Trojes
Kranker hatte Retention. Kleist sieht einmal Retention, dreimal „Incontinenz"
(ob vorher Retention bestand, ist nicht angegeben). Kleine sah bei mehreren
Patienten erst Retention, dann automatische Entleerungen. Auch Homburger
beobachtete nach Verletzungen der inneren Kapsel oder der Rinde erst Ischuria
paradoxa, der Inkontinenz (automatische Entleerungen) folgte. Adlers beide
erwähnten Kranken haben von Anfang an automatische Entleerungen bei er-
schwerter oder unmöglicher Willkürmiktion.

Es ist also meistens wie bei den Rückenmarkverletzungen: Erst Retention,
dann automatische Entleerungen (wenn nicht an die Retention sich gleich wieder
normale Miktionsweise anschließt).

Wie Adler aus diesen Tatsachen seine zwei Zentren beweisen will, ist völlig
unersichtlich. Gehen wir seiner Beweisführung nach:

Erschwerte oder unmögliche Willkürmiktoin wird als Beweis für Läsion
des Entleerungszentrums (im lobulus paracentralis) angeführt. Nun müßte man
annehmen, daß Verletzung seines postulierten Zentrums für die Hemmung der
Entleerung (im Hüftzentrum) die Willkürmiktion sehr erleichtern würde. Das
ist aber nicht der Fall, sondern auch bei diesen Verletzungen findet Adler eine
erschwerte Willkürmiktion. Eine Erklärung hat er schnell bei der Hand. Das
Hemmungszentrum ist nicht gelähmt, sondern gereizt! Das ist der ganze Beweis
für das Vorhandensein dieses Zentrums. In wildem Durcheinander werden die
Symptome verwendet. Einmal ist die retentio urinae, dann wieder sind automatische Entleerungen beweisend für Läsion des Entleerungszentrums. Und als
Beleg für Funktionsausfall des Blasenzentrums im lobulus paracentralis führt
er den Fall 6 der Gruppe III von Pfeifer an, sagt aber nichts von der ausdrück-
lichen Angabe Pfeifers, daß bei diesem Kranken auch der Arm, also zugleich das Hüftzentrum verletzt war. Er hätte mit mindestens ebenso großer
Berechtigung seine beiden Zentren umdrehen können und das für die Entleerung beim Beinzentrum, das für die Hemmung beim Hüftzentrum annehmen können.

Ich glaube, es ist besser, sich darüber klar zu bleiben, was man wirklich weiß, und sich nicht in Gedanken zu verlieren, wie es sein könnte, sondern weiter zu untersuchen. Und da gibt es noch sehr viel zu tun, es müssen noch viel mehr möglichst isolierte Rindenverletzungen mit genauen Analysen der Blasenfunktion gefunden werden, ehe man irgendwelche Schlüsse auf Zentren ziehen kann.

Heute wissen wir also nur soviel: Auf der motorischen Rindenzone ist die Blase mit vertreten, vielleicht in der Nähe des Hüftzentrums, wohl sicher in der des Fußzentrums. Wenn wirklich an beiden Stellen verschiedene Zentren für die Blase liegen sollten, so ist über deren Funktion noch gar nichts bekannt.

Weiter wissen wir, daß die Blase auf der motorischen Zone beider Hirnhälften vertreten ist. Schon am Tier hatten wir gesehen, daß von jeder Seite aus Blasencontractionen zu erzielen waren. Auch am Menschen finden sich bei einseitiger Rindenverletzung häufig Blasenstörungen. Sie verschwinden meistens bald; eine Hirnhälfte kann die Funktion übernehmen (v. Czylharz und Marburg). Pfeifer sah bei vielen Kranken mit einseitiger Rindenverletzung nach einigen Tagen oder Wochen wieder normale Funktion, ebenso wie wir dies von der halbseitigen Rückenmarkläsion berichtet haben. Oft tritt auch gar keine Störung bei halbseitiger Rindenverletzung ein (z. B. mehrere Kranke von Kleine), offenbar kann die eine Hirnhälfte verschieden schnell die Funktion übernehmen. Das hängt vielleicht mit der Plötzlichkeit der Verletzung und dem verschiedenen Grad von „Schock" zusammen.

Nur ganz selten wurden bei einseitiger Rindenverletzung Blasenstörungen von langer Dauer beobachtet: Ein Kranker von Pfeifer hatte $\frac{1}{2}$ Jahr nach der Verletzung noch einmal einige Tage eine Retentio urinae, nachdem die Miktion schon eine Zeitlang normal gewesen war (neuer Prozeß?). Und Friedmann berichtet über folgenden Fall:

Ein 8jähriger Knabe erlitt durch einen herabfallenden Stein eine Depression am l. Scheitelbein. Operation, Splitterentfernung. Einige Stunden lang konnte er die rechte Hand nicht öffnen, später war er beim Schreiben etwas ungeschickt. Sonst nur noch Blasenstörungen. Zuerst erschwertes Wasserlasssen, später unbemerkter Urinabgang, so daß er 1 Jahr lang einen Rezipienten tragen mußte. Nachts blieb er trocken. Später öfters noch alle paar Tage Einnässen, nach 2 Jahren war er geheilt.

Ob die lange Dauer, die allen sonstigen Erfahrungen widerspricht, nicht auf kindliche Unerzogenheit zurückzuführen ist?

Doppelseitige Zerstörung der Rindenzentren für die Blase führt zu dauernden Störungen: Beobachtungen von Homburger, Kleine. Ganz besonders deutlich zeigt dies Adlers Fall 6 mit der doppelseitigen Verletzung des Beinzentrums. Dieser Kranke hatte noch 5 Jahre nach der Verwundung automatische Entleerungen.

Subcorticale Blasenzentren.

Tierversuche: Reizung des vorderen Thalamusabschnittes führt bei Hunden und Katzen zu Blasencontractionen, welche noch stärker sind und länger dauern als die durch Rindenreizung hervorgerufenen (Bechterew und Mislawski, Dragomanow, Reimers, Ott und Woodfield). Dagegen hat nach Bechterew und Mislawski die Reizung des hinteren Thalamusabschnittes, des Corpus striatum und des Linsenkerns keinen Einfluß auf die Blase. Karplus und Kreidl sahen bei Reizung des Hypothalamus neben Wirkung auf andere autonom versorgte Organe auch Blasencontractionen. Lichtenberg bestätigte dies und stellte fest, daß die Blasencontractionen ausbleiben, wenn die Nn. pelvici durchschnitten sind.

Diese Reizversuche beweisen natürlich nichts Sicheres für Zentren, denn es könnten durch die Reize ja nur Bahnen getroffen sein. Ausschaltungsversuche werden hier weiteren Aufschluß geben:

Nußbaum prüfte 1879 die Blasenreflexe, die nach Reizung eines peripheren Nerven, z. B. des Medianus, auftreten. Wenn er beide Großhirnhemisphären entfernte, so waren noch reflektorische Blasencontractionen zu erzielen; wenn er aber durch einen Vertikalschnitt den vorderen Teil des Gehirns von den Gehirnschenkeln abtrennte, so erhielt er keine Blasenreflexe mehr. Bechterew und Mislawski dagegen fanden nach Thalamuszerstörung oder Durchschneidung der Hirnschenkel noch reflektorische Blasencontractionen, aber nur mehr auf sehr starke Reize, wie sie Nußbaum offenbar nicht angewendet hat. Auch nach Rückenmarkdurchschneidung hatten ja Mosso und Pellacani Blasenreflexe durch Reizung sensibler Nerven gefunden.

Die Versuche besagen also, daß nach Großhirnentfernung noch leicht Blasenreflexe auszulösen sind, nach Durchtrennung der Hirnschenkel aber nur viel schwerer. Das spricht einigermaßen für ein Zentrum zwischen Hirnstamm und Großhirnhemisphäre, am wahrscheinlichsten im Thalamus.

1918 hat Barrington sehr interessante Versuche mitgeteilt. Zur Prüfung von Blasenreflexen benützte er nicht wie die eben genannten Autoren die Reizung eines sensiblen Nerven, sondern den physiologischen Reiz der Blasenfüllung. Er suchte herauszufinden, über welche Zentren der früher von uns so oft erwähnte wichtige Reflex läuft, der die Blase dazu bringt, sich völlig zu entleeren. Dazu füllte er Katzen die Blase durch einen Katheter unter immer gleichem Druck so lange, bis Contraction eintrat, dann zog er den Katheter schnell heraus und sah nach, ob bei der jetzt eintretenden Miktion der ganze Blaseninhalt herauskam. Durchschneidung des Rückenmarks, der Medulla oblongata und weiter herauf bis zur Mitte der Brücke hoben den Reflex auf, die Blase kontrahierte sich auf Füllung nur noch unvollständig, Restharn blieb zurück. Wenn er aber in der oberen Hälfte der Brücke oberhalb des Abgangs des Trigeminus oder in der Vierhügelgegend durchschnitt, so entleerte sich die Blase wieder vollständig. In der Mitte der Brücke muß also ein Zentrum sein, das diesen Reflex vermittelt.

Auch der normale Blasentonus und die bei der Katze so deutlichen rhythmischen kleinen Contractionen hängen von diesem Zentrum ab. Denn bei Durchschneidung oberhalb der Mitte der Brücke nimmt der Tonus der Blase — geprüft am Fassungsvermögen unter konstantem Druck — eher zu, und die rhythmischen Contractionen bleiben bestehen, bei Durchschneidung unterhalb dieser Stelle läßt der Tonus stark nach, die Blase faßt viel mehr und die rhythmischen Contractionen verschwinden. 1922 hat Barrington an Kaltblütern dieselben Ergebnisse bekommen.

1925 hat er an Katzen dieses Zentrum noch näher lokalisiert: „Zerstörung eines kleinen Teils des Gehirns, gerade ventral von der inneren Ecke des Brachium conjunctivum, hinten von der Höhe der Mitte des motorischen Trigeminuskerns nach vorn bis zur Höhe des vorderen Endes des Hinterhirns hat eine dauernde Unfähigkeit, die Blase völlig zu entleeren, zur Folge, wenn die Läsion doppelseitig ist, nicht aber, wenn sie einseitig ist."

Aus den Tierversuchen geht dies hervor: Mit aller Wahrscheinlichkeit liegt in der Höhe der Brücke ein sehr wichtiges Zentrum für die Blase, das den Tonus und die Möglichkeit der völligen Entleerung gewährleistet. Möglicherweise gibt es höher oben noch weitere Zentren im Hypothalamus oder Thalamus. Für das Striatum oder Pallidum haben die Versuche keinen Zusammenhang mit der Blasenfunktion gezeigt.

Die Beobachtungen am Menschen sind noch recht mangelhaft. Sicherlich sind die Barringtonschen Ergebnisse nicht ohne weiteres auf den Menschen zu übertragen. Denn Gehirnverletzungen oberhalb der Brücke können zu einer Atonie der Blase mit Retention führen, wie wir bei den Rindenläsionen gesehen haben. Es wird wieder so sein wie bei der Rückenmarkverletzung: Die Schockwirkung ist beim Menschen viel stärker als bei allen Tieren. Es wäre aber interessant zu erfahren, ob nach der Erholung vom Schock auch am Menschen Reflexe über die Brücke eine völlige Entleerung der Blase bewirken können.

Leider sind bei Rindenverletzungen gar keine genauen Funktionsprüfungen der Blase vorgenommen. Ich habe nirgends etwas darüber finden können, wie groß denn bei einer Retention durch Rindenverletzung die Füllung der Blase wird, ob verminderter Druck besteht, ob Restharn zurückbleibt, wenn automatische Entleerungen stattfinden, und ob wie bei Rückenmarkverletzungen eine erhöhte Erregbarkeit der Blase vorhanden ist. Hier wäre also noch viel zu untersuchen, was bei Rückenmarkkrankheiten schon genau festgestellt ist.

Von den subcorticalen Zentren hat schon Nothnagel Beziehungen zur Blase angenommen. Czylharz und Marburg nahmen 2 Zentren an, eines im Corpus striatum für automatische Miktion, die auf bewußte Empfindung eintrete, und eines im Thalamus, das durch Affektreize Blasenbewegungen bewirke.

„Reine Fälle", die eine genauere Lokalisation zulassen, sind nur spärlich. Diejenigen, in denen die innere Kapsel oder das Mittelhirn erkrankt ist, müssen wir von vornherein ausschalten, weil hier, wie wir noch sehen werden, Bahnen von den Rindenzentren abwärts laufen. So sind verschiedene früher hier angeführte Krankengeschichten nicht zu verwenden, z. B. die von Eisenlohr und von Rezek.

Bei diffusen Erkrankungen der subcorticalen Zentren wird die Blasenfunktion nicht selten mit betroffen: A. Homburger berichtet von 6 Kranken, die dauernd Blasenstörungen hatten, bei ihnen fanden sich arteriosklerotische „multiple Erweichungsherde im beiderseitigen Thalamus und Streifenhügel, bei völligem Freisein der inneren Kapsel, des Centrum semiovale und der Rinde."

Von seiner progressiven lenticulären Degeneration gibt Wilson an, daß die Kranken gegen Ende naß und schmutzig werden, was wohl nicht allein auf die Demenz zurückzuführen sei. Auch von der Pseudosklerose führt Oppenheim eine Reihe von Fällen an, die Blasenstörungen hatten (v. Strümpell, Fleischer, Völsch, Schütte, C. Westphal); sie beruhen aber anscheinend meist auf dem psychischen Zustand.

Die Encephalitis epidemica geht nicht selten mit Blasenstörungen einher. von Philipsborn und ich haben unter 182 Kranken unserer Klinik 19 mal Blasenstörungen gefunden, wenn wir nur die Zeit in Betracht zogen, wo die Patienten psychisch klar waren.

Ebenso führt die **Paralysis agitans** öfters zu Blasenstörungen, **Lewy** gibt sie bei 10 % seiner Kranken an.

Überblicken wir alle diese Krankheiten, so finden wir gestörte Blasenfunktion bei Erkrankungen der subcorticalen Zentren doch nur relativ selten. Es ist auch noch zu bedenken, daß wenigstens in einem Teil der Fälle die Störungen auf die veränderte Psyche zurückzuführen sind; in den Endstadien haben die völlig hilflosen und bewegungslosen Kranken nicht mehr die Initiative sich sauber zu halten. Die relative Seltenheit der Blasenstörungen spricht dafür, daß nur kleine umschriebene Stellen in den subcorticalen Zentren der Blase vorstehen, sie werden eben nur selten mit geschädigt.

Wenn wir nun versuchen, aus den klinischen Beobachtungen heraus diese Stellen näher zu lokalisieren — im Thalamus oder Striatum oder Pallidum und in welchen Teilen von ihnen — so kommen wir vorläufig nicht viel weiter.

Es gibt in der Literatur ziemlich viele **Thalamus**erkrankungen mit normaler Blasenfunktion, aber nicht selten treten doch auch Blasenstörungen auf. So berichtet **Clarke** 1898:

6jähriges Kind, das neben Parese und Tremor im r. Arm und Bein frühzeitig die Kontrolle über die Blase verloren hatte. Es fand sich bei der Obduction ein umschriebenes Gliem im linken Thalamus.

Clarke berichtet weiter von 9 anderen Kranken aus der Literatur seiner Zeit, von denen 3 Inkontinenz, 6 normale Blasenfunktion zeigten. **Déjérine** und **Roussy** finden 1906 unter 8 Kranken mit dem „Thalamussyndrom" 2mal Blasenstörungen, die mehrere Monate anhielten und dann wieder verschwanden. Es scheint mir aber nicht ganz sicher, ob diese Störungen nicht auf eine Mitbeteiligung der nahe gelegenen Capsula interna zu beziehen sind, da alle diese Kranken wenigstens eine Zeitlang halbseitige Lähmung oder Parese hatten, die wie **Lewandowsky** (1912) angibt, wohl mehr auf die innere Kapsel als auf den Thalamus zu beziehen sind.

Erkrankungen des **Striatum** und **Pallidum** ohne Beteiligung des Thalamus mit Blasenstörungen sind beschrieben. **Hutchinson**: Sarkom, das die vorderen und inneren Teile beider Corpora striata einnahm; **Bright**: Erweichung von $^2/_3$ eines Corpus striatum; v. **Czylharz** und **Marburg**: Tumor, der beiderseits die Köpfe des Nucleus caudatus und das Putamen, sowie die dazwischenliegende innere Kapsel, den Balken und das Septum pellucidum ergriffen hatte.

Unter den anatomisch von C. und O. **Vogt** untersuchten Erkrankungen des striopallidären Apparates finde ich 3mal Blasenstörungen angegeben (Fall 4, 18, 20), 5mal normale Blasenfunktion (Fall 1, 4, 7, 8, 30). Wie gut trotz großen Verletzungen der subcorticalen Zentren die Blasenfunktion bleiben kann, zeigt ihr Fall 4: ein Knabe lief den Leuten, die ihn ärgerten, nach und spritzte sie mit Urin an. Bei der Sektion fand sich beiderseits der „Status marmoratus" des Striatum, besonders des Caudatum, weniger der Putamina.

Wir sehen: Es gibt sicher Blasenstörungen bei Verletzung der subcorticalen Zentren, aber eine genauere Lokalisation der Stellen, die für die Blase wichtig sind, ist noch nicht möglich. C. und O. **Vogt** glauben, daß man einmal eine bestimmte Stelle für die Blase im Striatum finden wird. Jedenfalls muß noch viel Material zusammengetragen werden, ehe wir weiter kommen. Vor allem aber müßte in den Krankengeschichten die Blasenfunktion nach der guten Sitte der alten Autoren immer genau beschrieben werden. Es gibt nun schon so viele anatomisch gut untersuchte Erkrankungen der subcorticalen Zentren, aber bei den wenigsten ist die Blasenfunktion erwähnt!

In der Form der Blasenstörungen wollten v. Czylharz und Marburg einen Unterschied machen zwischen Verletzungen der corticalen und denen der subcorticalen Zentren. Die ersteren sollten zu Retention, die letzteren zu Inkontinenz führen. Heute, da mehr Material beieinander ist, scheint mir eine andere Deutung näher zu liegen: Prinzipiell entsteht bei jeder plötzlichen Verletzung von Blasenzentren oder -bahnen des Gehirns ebenso wie des Rückenmarks erst Retention, dann automatische Miktionsweise. Wir haben schon erwähnt, daß bei Rindenverletzung die Retention in automatische Entleerungen übergeht, wenn sie nicht zu normaler Blasenfunktion führt. Nur selten ist das Stadium der Retention sehr kurz oder gar nicht vorhanden, ebenso wie bei den Rückenmarkkrankheiten. Eine Regel für die Dauer der Retention ließ sich dort ja auch nicht finden.

Auch die Verletzung der subcorticalen Zentren kann erst Retention machen, z. B. bei einem Kranken von v. Czylharz und Marburg oder bei einem von Probst. In der Regel tritt hier aber gleich Inkontinenz, d. h. automatische Entleerungsweise, auf. Das kommt wohl daher, daß die Verletzungen der subcorticalen Zentren meist langsam entstehen (Tumoren, Degeneration), während die Rindenverletzungen viel häufiger durch äußere Gewalt plötzlich auftreten. Und langsame Entstehung der Läsion ließ auch bei Rückenmarkverletzungen oft das Stadium der Retention vermissen (geringere „Schock"wirkung). So haben von Philipsborn und ich bei der Encephalitis epidemica im akuten Stadium gewöhnlich Retentio urinae gesehen, auch wenn die Kranken nicht oder nur wenig benommen waren, im chronischen aber automatische Entleerungen.

Halbseitige Verletzung der subcorticalen Zentren macht nur vorübergehende, doppelseitige Verletzung dauernde Blasenstörungen (v. Czylharz und Marburg, Homburger).

Es wäre interessant zu erfahren, ob die Barringtonschen Tierversuche, nach denen die Vollständigkeit der Entleerung von einem Zentrum in der Höhe der Mitte der Brücke abhängt, auch für den Menschen gelten. Danach müßte die Blase nach Verletzungen oberhalb der Brücke durch automatische Miktionen völlig entleert werden.

Das scheint nicht der Fall zu sein: Homburger gibt ausdrücklich an, daß bei einem Kranken Restharn zurückblieb. v. Czylharz' und Marburgs Kranker mit dem Tumor im Striatum hatte nach einer Miktion von 210 ccm noch 24 ccm Rest. Ich selbst habe bei einer Patientin mit Pseudosklerose, die später autoptisch bestätigt wurde, gesehen, daß nach automatischen Miktionen ein Rest von einmal 15 ccm und ein anderes Mal von 40 ccm in der Blase blieb.

Immerhin sind diese Mengen von Restharn ziemlich klein, bei Rückenmarkkranken bleibt meistens mehr zurück. Und es wäre zu untersuchen, ob bei längerer Dauer der Blasenstörungen (nach Ablaufen des beim Menschen viel stärkeren Schocks und Erholung des Detrusors von der Überdehnung) nicht doch die Blase sich völlig entleert.

Ich habe jedenfalls bei 2 halbseitigen Erweichungen der Capsula interna, die zu automatischen Entleerungen führten, völlige Entleerung gesehen: Die erste

Kranke hatte eine Endocarditis und bekam eine Embolie mit rechtsseitiger Lähmung und Aphasie. Die spätere Obduktion ergab einen Erweichungsherd, der die ganze linke Capsula interna und einen großen Teil des linken Linsenkerns zerstört hatte. Die zweite Kranke hatte eine Arteriosklerose mit Apoplexie und Lähmung der linken Körperhälfte. Beide konnten zur Zeit der Untersuchung nicht willkürlich harnen, sie hatten 6—8mal tagsüber größere Entleerungen, die sie fühlten. Mehrmaliges Katheterisieren danach zeigte, daß die Blase leer war.

Bis zur völligen Klärung der Frage, wann bei cerebralen Prozessen die Blase ganz entleert wird und wann nicht, müssen noch weitere Untersuchungen ausgeführt werden.

Auf alle Fälle spielt aber bei Gehirnverletzungen der Restharn nicht dieselbe große Rolle wie bei Rückenmarkkrankheiten. Ich habe nirgends Angaben darüber gefunden, daß Gehirnkrankheiten die schweren lebensgefährlichen Cystitiden mit sich brächten, die ja bei Rückenmarkkrankheiten so häufig sind. Nur von einem Kranken von C. und O. Vogt ist angegeben, daß er zeitweise eine erhebliche Cystitis gehabt hatte: Im Fall 18, progressive Paralyse mit besonders starker Beteiligung von Striatum und Pallidum. Öfters Retentio urinae.

Das seltnere Auftreten einer schweren Cystitis bei Gehirnkrankheiten kann — wenn man nicht besondere trophische Zentren und Bahnen für die Blase annehmen will — verschiedene Ursachen haben: Der Restharn ist vielleicht doch seltner und geringer als bei Rückenmarkkrankheiten; es wird mehr auf die Blase geachtet, weil die Sensibilität meist erhalten ist; die Blasenstörungen dauern meist nicht lange, und häufig führen die Gehirnkrankheiten zum Tod, noch ehe eine Cystitis entstehen kann.

Die Bahnen im Gehirn.

Es liegt sehr nahe, die Verbindung zwischen den Blasenzentren der motorischen Rindenregion und dem Rückenmark in der inneren Kapsel zu suchen. Und wirklich konnten Bechterew und Mislawski durch elektrische Reizung der inneren Kapsel Blasenkontraktionen hervorrufen. Ob diese Bahnen wenigstens zum Teil ohne Unterbrechung zum Rückenmark ziehen oder ob sie alle in den subcorticalen Zentren unterbrochen werden, steht nicht fest. Bechterew und Mislawski nahmen das letztere an; sie fanden Bahnen im vorderen Abschnitt der Capsula interna, die zum Thalamus ziehen sollten, und eine andre Stelle am Basalteil der inneren Kapsel, da, wo sie dem Thalamus anliegt. Hier sollte die Bahn wieder aus dem Thalamus austreten.

Auch beim Menschen müssen Bahnen durch die innere Kapsel laufen, denn ihre Verletzung führt gewöhnlich zu Blasenstörungen: Die Halbseitenlähmung durch Herde in der inneren Kapsel bewirkt gewöhnlich erst wieder eine völlige Retentio urinae oder eine Erschwerung der Miktion, die oft nach einigen Stunden oder Tagen wieder vorübergeht und einer normalen Miktion Platz macht. Oft schließt sich an die Retention ein Stadium der automatischen Entleerungen an, diese werden als imperativer Drang empfunden, können aber nicht verhindert werden; daneben ist meist erschwerte Willkürmiktion noch möglich. Solche Störungen können einige Wochen und sogar Monate anhalten, verschwinden aber doch meist im Lauf der Zeit, da die andre Hirnhälfte zur Funktion genügt (Friedrich Müller, Ed. Müller, M. Minkowski).

Im Mittelhirn verlaufen die Bahnen in den Hirnschenkeln; bei ihrer Reizung haben Budge 1864 und Ott 1893 Blasenkontraktionen beobachtet und dort sogar nicht nur Bahnen, sondern Zentren für die Blase angenommen. Auch Reizung der Haube bewirkt Blasenkontraktionen (Bechterew, Ott und Woodfield), dagegen sahen Bechterew und Mislawski bei Reizung der vorderen und hinteren Zweihügel keine Wirkung auf die Blase.

Beim Menschen sind Blasenstörungen durch Mittelhirnverletzung beschrieben, doch sind dabei andere Hirnteile, Zwischenhirn, Brücke oder Medulla oblongata mitverletzt (Fälle von Kohts, Henoch, Jacobsohn und Yamane).

Verletzungen der Brücke und der Medulla oblongata führen, wenn sie die Verbindungen zwischen Gehirn und Rückenmark unterbrechen, zu denselben Blasenstörungen wie Rückenmarkläsionen, z. B. 2 Brückenverletzungen von v. Czylharz und Marburg oder 2 Oblongataherde von Ed. Müller. Wenn aber nur einzelne Kerne in Brücke oder Oblongata verletzt und die Bahnen abwärts frei sind, so bleibt die Blasenfunktion erhalten: z. B. Brückenherde von Zappert und von Wernicke oder die Bulbärparalysen.

Andere Gehirnteile als die bisher erwähnten, in denen Zentren oder Bahnen für die Blase angenommen wurden, scheinen keine Bedeutung für die Blase zu haben. Pfeifer hat unter 35 teils einseitigen, teils doppelseitigen isolierten Stirnhirnverletzungen nie Blasenstörungen beobachtet. „Auch die Verletzungen des Temporallappens, Parietallappens und Occipitallappens ohne Beteiligung der motorischen Region hatten niemals Blasenstörungen zur Folge." Ebensowenig hat das Kleinhirn einen Einfluß: Isolierte Verletzungen machen keine Störung der Blasenfunktion, im Tierversuch konnten Bechterew und Mislawski durch Reizung der Kleinhirnrinde und der Zentralteile keine Wirkung auf die Blase beobachten.

Bei Verletzung dieser Gehirnteile treten also keine Blasenstörungen auf, wenn die früher genannten Blasenzentren oder -bahnen nicht direkt oder durch zu großen Hirndruck mitgeschädigt sind und wenn die Psyche noch klar ist.

Apraxie kann wohl auch Störungen der Blasenbeherrschung machen. Goldstein beschreibt eine Kranke mit linksseitiger Apraxie, die dauernd Stuhl und Urin unter sich ließ. Sie „hatte ein ausgesprochenes Gefühl des Drangs und verlangte dringend das Becken. Solange sie aber auf diesem saß — manchmal eine Stunde lang — ließ sie trotz lebhafter Anstrengung weder Urin noch Stuhl, sobald aber das Becken weggenommen wurde, ließ sie kurze Zeit darauf Stuhl und Urin ins Bett. Da, wie man sich überzeugen konnte, die Bauchpresse gut funktionierte, darf man wohl die Störung auf eine Apraxie der Sphincterenmuskulatur zurückführen." Anatomisch fand sich ein Defekt der Markfaserung und zum Teil der Rinde des rechten Parazentralläppchens (schwere linksseitige Beinlähmung!) Zerstörung des Gyrus fornicatus, eines Teils der ersten Stirnwindung und fast des ganzen Balkens.

Nach den heutigen Erfahrungen liegt es natürlich nahe, diese Blasenstörung auf die Verletzung des Parazentralläppchens zurückzuführen. Es gibt jedoch noch mehr Balkenverletzungen mit Apraxie, die Blasenstörungen machten (z. B. Kroll, Agostini), aber auch diese betreffen nicht nur den Balken, so daß man nach neuem Material suchen muß. Bis jetzt habe ich keine reinen Balkenverletzungen mit Blasenstörungen finden können.

Die Sensibilität der Blase leidet bei Gehirnverletzungen offenbar nur selten. Man wird schwere Störungen der Sensibilität nur nach doppelseitiger Verletzung der für die Sensibilität in Betracht kommenden Areale erwarten. Denn wenn die Blase auch halbseitig anästhetisch werden sollte, so müßten Spannungsunterschiede durch Contraction oder Dehnung immer noch in der andern Blasenhälfte empfunden werden. Viel wahrscheinlicher ist aber, daß die ganze Blase von jeder Gehirnhälfte sensibel versorgt ist. Dann könnte vielleicht schon bei halbseitiger Rindenverletzung eine Hypästhesie der Blase vorkommen; darauf weist die Beobachtung von Goldstein und Reichmann hin, nach denen linksseitige Rindenverletzung doppelseitige Störung der Hautsensibilität in der Genitoanalgegend verursacht. So gibt auch Friedrich Müller an, daß Hemiplegiker oft keine Empfindung für den Fühlungszustand der Blase haben.

Meistens aber findet man bei corticalen und subcorticalen Verletzungen die Angabe, daß die Kranken Harndrang sehr wohl empfinden, er tritt sogar häufiger und lästiger auf als normalerweise, offenbar deshalb, weil den Blasencontractionen keine Hemmung entgegengesetzt werden kann. Pfeifer hat nur bei einem seiner Gehirnverletzten Aufhebung der Blasensensibilität beobachtet. Dieser hatte diffus im Gehirn zerstreut viele Granatsplitter, er hatte nach der Verwundung eine Zeitlang eine schwere doppelseitige Hemiplegie. In der ersten Zeit empfand er gar keinen Harndrang, der Urin floß unwillkürlich ab, ohne daß der Kranke etwas davon merkte. Nach einigen Wochen hatte er wieder Empfindung von der Blasenfüllung, konnte aber den Harnabfluß nicht hemmen; nach 6 Wochen war die Blasenfunktion normal.

Es ist nun nicht bekannt, wo das Areal liegt, das zum Bewußtwerden des Harndrangs nötig ist. Wir wissen nicht, ob es schon in den subcorticalen Apparaten liegt, wo ja möglicherweise besonders für die Eingeweide Zentren liegen, die zum Bewußtwerden von Empfindungen genügen (Head), oder ob Teile der Hirnrinde noch nötig sind. Sicher kommt der obere Teil der hinteren Zentralwindung, in dem das Areal für die Sensibilität der Beine liegt, nicht in Betracht, denn ein Kranker Pfeifers mit corticaler Hypästhesie beider Beine hatte normale Blasensensibilität. Adler glaubt das Zentrum für den Harndrang in den Gyrus fornicatus verlegen zu müssen, aber auch hier fehlen noch alle Unterlagen. Als Beweis gilt ihm erstens der oben genannte Fall von Goldstein mit den angegebenen Ausfallserscheinungen (die Kranke hatte jedoch ausgesprochenen Harndrang!) und zweitens die Tatsache, daß Wallenberg anatomisch beim Kaninchen eine zentripetale Bahn von der Regio sacrocaudalis bis zum Gyrus fornicatus gefunden hat.

Man muß weitere Beobachtungen sammeln. Für die Blasensensibilität wie für die ganze Eingeweidesensibilität in ihrem Verhältnis zum Gehirn liegen noch große Aufgaben vor, die der Lösung harren.

An Tierversuchen zur Blasensensibilität liegen nur Angaben von Barrington (1925) vor: „Zerstörung des Mittelhirns von der ventralen Hälfte der Seite des hinteren Teiles des Aquaeductus nach außen bis gerade über die Mittelhirnwurzel des Trigeniums hinaus hat bei doppelseitiger Läsion Verlust des Harndrangs zur Folge." Hier dürfte wohl die sensible Bahn vom Rückenmark zu den höheren Gehirnteilen getroffen sein.

Bewußtseinstrübungen, Benommenheit, Koma beeinträchtigen bekanntlich die Blasenfunktion. Hauptsächlich findet man Retentio urinae, die zum

Katheterisieren nötigt. Es kommen auch „Harndurchbruch", die Entleerung großer Harnmengen, und kleinere automatische Entleerungen vor. Genauere Analyse dieser Vorgänge könnte wohl noch manches Interessante zutage fördern.

Hier sei erwähnt, daß auch Erkrankung der Meningen Blasenstörungen machen, z. B. beschreiben v. Czylharz und Pick im Beginn von tuberkulöser Meningitis Atonie der Blase mit Harnverhaltung.

Überblick.
Die normale Miktion.

Nachdem wir alle Teile des Nervensystems durchgenommen haben, verlohnt es sich wohl, das Ganze noch einmal zu überblicken.

Wenn sich die Blase durch die Ureteren langsam füllt, so bekommen wir die Empfindung der vollen Blase, die sich bis zum Harndrang steigern kann. Meist tritt der Harndrang ziemlich plötzlich auf, dauert eine Zeitlang und verschwindet dann wieder, um sich nach einiger Zeit von neuem zu melden. Diesem Vorgang liegen sicherlich Blasencontractionen zugrunde.

Es unterliegt unserem Willen, dem Harndrang nachzugeben oder ihn zu unterdrücken. Wir können also die Contractionen der Blase vom Gehirn aus hemmen. Wie das im einzelnen geschieht, ist nicht festgestellt. Wahrscheinlich kontrahieren wir den Sphincter ext., und daran schließen sich Reflexe an, welche die Detrusorcontraction verschwinden lassen. Vielleicht können wir aber auch direkt vom Gehirn aus die Detrusorcontraction hemmen; vielleicht kommt beides, Sphinctercontraction und Detrusorhemmung schon vom Gehirn aus zustande.

Es war immer ein strittiger Punkt, wie die willkürlich hervorgerufene Miktion vor sich gehe. Man wollte nicht daran glauben, daß die glatte Blasenmuskulatur dem Willen unterworfen sei. L. R. Müller nahm an, man könne den quergestreiften M. sphincter ext. willkürlich erschlaffen, das löse reflektorisch die Detrusorcontraction aus, der Detrusor sei also nur auf dem Umweg über Reflexe und nicht direkt vom Willen abhängig. Ich habe zu dieser Frage besondere Tierversuche gemacht (1924): Wenn ich bei Hunden die Nn. pudendi, welche den quergestreiften Musc. sphincter ext. versorgen, durchschnitt, so konnten diese noch ganz ungestört willkürlich urinieren (Dressur auf einen bestimmten Platz). Hier waren infolge der Nervendurchschneidung keine Reflexe mehr über die quergestreifte Dammmuskulatur möglich. Auch die Bauchpresse strengten sie nicht an, bei einer Hündin genügte es schon, wenn sie in die Nähe des gewohnten Platzes geführt wurde, daß im Laufen Urin abging, noch ehe sie die gewohnte Miktionsstellung eingenommen hatte.

Daher kann die glatte Blasenmuskulatur sicherlich direkt vom Willen beeinflußt werden; das paßt auch gut zu der Tatsache, daß sie auf der Hirnrinde vertreten ist. Es gibt übrigens noch manche Analogien, in denen glatte Muskulatur dem Willen untersteht: Z. B. Willkürliche Änderung der Herzaktion bis zum Stillstand oder Hervorrufen von Gänsehaut und ähnliche Erscheinungen, die manche Menschen an sich hervorrufen können. (Literatur bei Langley 1922 [S. 12]).

Es ist öfters darüber debattiert worden, ob zuerst der Detrusor sich kontrahiere oder ob erst die Sphincteren erschlaffen. Offenbar ist die erstere Annahme die richtigere. Denn man sieht bei Druckmessungen durch den Katheter, in denen die Versuchsperson neben dem Katheter her urinieren soll, einen Druckanstieg in der Blase, der deutlich vor Öffnung des Verschlusses beginnt (Rehfisch, Schwarz). Und im Röntgenbild sieht man erst eine Umformung der Blase, ehe die Miktion wirklich anfängt.

Durch diesen Vorgang wird auch die lange Latenzzeit zwischen dem Willen zur Miktion und der Ausführung bedingt sein. Zum Teil rührt sie auch daher, daß der glatte Muskel viel langsamer auf Nervenerregung anspricht als der quergestreifte.

Was wir willkürlich bewirken, ist nur die Einleitung der Miktion. Alles andre läuft durch Reflexe ab, die teils in der Peripherie, teils im Rückenmark, teils im Gehirn geschlossen werden. Die Blase entleert sich durch die Reflexe über das Gehirn — Brücke oder Stammganglien — vollständig. Am Schluß der Miktion werden, wiederum reflektorisch (diesen Reflex kann man unterdrücken) die quergestreiften Dammuskeln kontrahiert und damit die letzten Tropfen aus der Urethra herausgepreßt („coup de piston" der Franzosen). Dabei entsteht ein leichtes Schauergefühl im Rücken (Gänsehaut?). „Bei den Frauen, die keinen prostatischen Anteil, keinen Bulbocavernosus haben, kommt der Coup de piston nicht vor und ihr Urinierakt schließt brüsk, als hätte man einen Hahn zugedreht" (v. Frankl-Hochwart und Zuckerkandl).

Die Bauchpresse ist für die Miktion gar nicht nötig (Mosso und Pellacani) im Gegensatz zur Stuhlentleerung, die immer durch die Bauchpresse eingeleitet wird. Man kann aber durch Pressen den Ablauf der Miktion beschleunigen.

Der Säugling und das Kleinkind entleeren die Blase häufiger als der Erwachsene. Cramer gibt folgende Daten:

Etwa 5. Monat		13 bis 16 mal täglich
2 Jahre	durchschnittlich	6,8 „ „
3¹/₄ „	„	4,8 „ „
5¹/₄ „	„	5 „ „
9 „	„	4 „ „
11 „	„	4 „ „

Die häufigen Entleerungen des Säuglings sind zum Teil wohl durch die relativ große Flüssigkeitszufuhr bedingt, zum großen Teil aber durch die Hemmungslosigkeit der Miktionsweise.

Der Blasendruck ist bei den Säuglingen außerordentlich hoch (Adler) und der Strahl dadurch stark. Auch die Erregbarkeit ist sehr groß, schon geringe Reize, wie Anfassen, Aufdecken usw., rufen eine Miktion hervor. Die Entleerung ist vollständig: Ich habe durch das freundliche Entgegenkommen von Herrn Professor Moro und die Hilfe von Herrn Dr. György in der Heidelberger Kinderklinik eine Reihe von Säuglingen daraufhin beobachten können. Direkt nach der Miktion bekommt man durch Katheterisieren gar nichts oder höchstens 1—2 ccm Harn. Die Blasenentleerung des Säuglings gleicht deshalb nicht der von Kranken mit Querschnittläsion des Rückenmarks, wie oft angegeben wird, denn diese Kranken behalten Restharn zurück; sondern zur Entleerung des Säuglings müssen schon subcorticale Zentren mitwirken. Im Lauf der Zeit treten die corticalen Zentren in Wirkung und damit die Möglichkeit der Hemmung (seltenere Entleerungen), und schließlich kommt es zur Erlernung der willkürlichen Zurückhaltung und willkürlichen Miktion.

Die organisch bedingten nervösen Blasenstörungen.

L. R. Müller hatte gezeigt, daß es bei Verletzungen des unteren Rückenmarks prinzipiell zu den gleichen Blasenstörungen kommt wie bei solchen des übrigen Rückenmarks. Ich möchte diese Anschauung noch dahin erweitern: Alle plötzlichen Verletzungen des ganzen nervösen Systems für die Blase — einerlei ob sie Hirnrinde, subcorticale Zentren, Rückenmark oder den peripheren N. pelvicus treffen — führen im allgemeinen durch „Schock" zuerst zu Détrusorlähmung, die sich in Überfüllung der Blase und mechanischer Verstärkung des Verschlusses äußert.

Dieser Zustand kann allmählich in den normalen übergehen, wenn nur die rechte oder nur die linke Hälfte des Systems betroffen ist, oder die Verletzung reparabel ist. Sonst kommt es zu einem 2. Stadium, das bei langsam entstehenden Verletzungen auch gleich eintreten kann: die automatische Entleerungsweise. Vielleicht besteht jetzt ein Unterschied zwischen Gehirnrindenverletzungen und tiefer liegenden Läsionen; nach Tierversuchen ist das anzunehmen, am Menschen liegen noch nicht genügend Beobachtungen darüber vor: Läsion der Rindenzentren müßte zu der Entleerungsart des Säuglings führen: häufige hemmungslose und vollständige Entleerungen. Die Läsion aller tieferen Teile führt auch zu häufigen und hemmungslosen Miktionen, die aber unvollständig sind. Die Sensibilität kann je nach dem Sitz der Verletzung erhalten oder erloschen sein, die Entleerungsart bleibt doch dieselbe. Im Stadium der automatischen Entleerungen können öfters Krampfzustände der Verschlußmuskulatur das Bild etwas ändern.

Partielle Verletzungen des Systems machen andeutungsweise dieselben Störungen: Dem Stadium der Retention entspricht die erschwerte Miktion, dem Stadium der automatischen Entleerungen die Inkontinenz, die meist mit imperativem Harndrang verbunden ist. In beiden Fällen beibt oft Restharn zurück.

Obgleich das System an so vielen verschiedenen Stellen verletzt werden kann, unterscheiden sich die Folgen doch nur sehr wenig.

Der Blase stehen 4 Zentren vor, die miteinander verbunden sind:

1. in der Peripherie,   3. subcortical,
2. im Lumbal- und Sakralmark,   4. cortical.

Nach Abklingen des Schocks, der immer ganz gleiche Erscheinungen macht, ist es so:

Die Zentren in der Peripherie bewirken auf Reize, die die Blase treffen, reflektorische Entleerungen, die aber unvollständig sind. Das Hinzutreten der Rückenmarkzentren ändert die Miktion nur insoweit, als auch von anderen Körperstellen als der Blase der Reflex ausgelöst werden kann. Die subcorticalen Zentren vermitteln die Fähigkeit der völligen Entleerung, und die corticalen Zentren die Möglichkeit der Hemmung und der willkürlichen Beherrschung.

Die funktionellen Blasenstörungen[1]).

Funktionelle Störungen heißen wir diejenigen, bei denen keine organischen Veränderungen der Blase und des Nervensystems nachzuweisen sind. Alle in

---

[1]) Ein gutes und ausführliches Referat mit fast 400 Literaturangaben hat Zappert 1920 gegeben. Leider sind die Literaturangaben zum großen Teil ungenau. Die Literatur bis 1903 hat Landau referiert.

diesem Kapitel angeführten Kranken sind daraufhin genau untersucht. Diese selbstverständliche Voraussetzung soll nicht jedesmal neu wiederholt werden.

Wir verzichten auf die Wiedergabe der vielerlei Einteilungen, die im Laufe der Zeiten gemacht worden sind, und besprechen 3 Symptomgruppen. Die Enuresis nocturna, die Pollakisurie und die Retentio urinae. Solche Trennungen sind immer gewaltsam und wir bleiben uns klar darüber, daß es Übergänge von einem zum andern gibt.

1. Die Enuresis nocturna ist nicht bloß eine für die Kranken und ihre Umgebung lästige Erscheinung, sondern sie ist oft genug als ein ernstes Leiden anzusehen, weil sie besonders bei Kindern schlimme Folgen für das Seelenleben haben kann. Man weiß, wie jahrelang fortgesetztes vergebliches Beschimpfen und Verspotten den Charakter verderben können. Das Gesicht, die Haltung, das Gebaren der Bettnässer haben oft typische Merkmale.

Das normale Kind wird meistens um die Wende des ersten Lebensjahres rein. Die schwereren Fälle von Enuresis sind wohl diejenigen, in denen die Kinder überhaupt nie gelernt haben, ihre Blase zu beherrschen. Das ist recht selten. Viel häufiger tritt das Bettnässen zwischen dem 5. und 10. Lebensjahr auf, nachdem die Kinder sich vorher sauber gehalten hatten. Das Einnässen geschieht oft merkwürdigerweise schon in den ersten Nachtstunden, wenn die Blase noch gar nicht stark gefüllt ist. Es kommt auch mehrmals in der Nacht vor. Falls die Kinder daran aufwachen, so ist es schon zu spät. In der Regel aber schlafen sie ganz durch und finden sich morgens im durchnäßten Bett vor.

Tagsüber besteht öfters Pollakisurie, sie zeigt die größere Erregbarkeit oder schlechtere Beherrschung der Blase an, vielleicht ist sie auch durch die erhöhte Aufmerksamkeit und Ängstlichkeit bedingt. Nur ganz selten kommen am Tage Beschmutzungen der Kleider vor. Meistens ist die Miktionsweise am Tag völlig normal.

Mit der Pubertät verliert ein großer Teil der Bettpisser das Leiden. Rückfälle können immer wieder vorkommen. In den zwanziger Jahren gibt es nicht mehr viele Enuretiker, späterhin werden sie noch seltener.

Knaben sind viel häufiger betroffen als Mädchen, das geht aus fast allen Statistiken hervor. Unter Zapperts Kranken z. B. waren doppelt so viel Knaben. Die Ursache für den Unterschied in den Geschlechtern liegt wohl darin, daß bei Mädchen durch die größere Betonung des Schamgefühls viel mehr auf die Erziehung zur Blasenbeherrschung bei Tag und bei Nacht geachtet wird (Noeggerath und Eckstein).

Früher ist vielfach angenommen worden, das Leiden beruhe auf einer Schwäche oder Atonie des Sphincters (z. B. Guyon, Ultzmann). Aber das kann nicht richtig sein. Denn am Tag ist die Miktion ja meistens normal, hier genügt der Sphincter also. Und weiter müßte eine Sphincterschwäche sich in langsamem Abträufeln des Harns kund tun. Das nächtliche Einnässen geht aber gewöhnlich in heftigem Strahl vor sich.

Andere, z. B. Bretonneau, sehen die Ursache in einer Detrusorhypertonie. Das trifft sicherlich für einen Teil der Kranken zu, besonders die Blasenneurotiker im Krieg zeigten dies, davon werden wir gleich noch reden.

Aber ein großer Teil, wahrscheinlich die übergroße Mehrzahl, der nächtlichen Bettnässer zeigt ein normales Zusammenarbeiten von Detrusor und Sphincteren.

Das Wesen ihres Leidens liegt darin, daß sie die Hemmungen, welche sie im Wachzustand den Blasencontractionen entgegenzusetzen gelernt haben, im Schlaf nicht anwenden. Sie urinieren hemmungslos wie der Säugling.

Die Ursachen besprechen wir weiter unten eingehender, nachdem wir erst die Symptomatik der funktionellen Blasenstörungen vollends kennen gelernt haben.

2. Die Pollakisurie äußert sich in häufigem und besonders heftigem Drang. Zehn, zwanzig und mehr Miktionen am Tag werden nötig. Der Drang kann so plötzlich und übermächtig auftreten, daß die Kranken den Abort nicht mehr erreichen, sondern die Blase ganz oder teilweise in die Kleider entleeren („Harndurchbruch"). In leichteren Fällen hört der Drang nachts auf, manche nässen aber im Schlaf ein.

Weitere Steigerung des Leidens führt zu dem qualvollen Zustand, in dem alle paar Minuten einige Tropfen unter heftigem Drang entleert werden. Und schließlich kann es zu vollendetem Harnträufeln kommen, wobei der tropfenweise Abgang oft gar nicht mehr recht empfunden wird.

Sehr häufig ist trotz des lebhaften und geradezu schmerzlichen Drangs die Entleerung erschwert, die Patienten müssen lange pressen („Dysurie").

Manche Autoren haben Restharn gefunden, z. B. Blum oder Fuchs und Groß, andre nicht (Stavianiček, Rothfeld und Sümegi). Im Cystoskop sieht man oft Trabekelbildung an der Blasenwand.

Wenn man den Blasendruck mißt, so findet man zwei verschiedene Formen der Pollakisurie, die sich durch die gewöhnliche Symptomatologie offenbar gar nicht unterscheiden. Die große Häufigkeit der Blasenneurosen im Krieg gab besonders viel Gelegenheit zu solchen Untersuchungen. Da fand man, daß ein Teil der Kranken ganz normalen Blasendruck aufwies; sie gaben schon bei geringer Füllung trotz niederen Drucks heftigen Drang an. Ein anderer Teil aber zeigte stark erhöhten Druck; ganz besonders fiel es auf, daß bei langsamer Füllung der Druck nicht wie beim Normalen gleich blieb oder ganz langsam anstieg, sondern daß gleich sehr starke Oszillationen mit heftigem Drang stattfanden (Stavianiček, Rothfeld und Sümegi; L. R. Müller, 1918; O. Schwarz, 1920) s. Abb. 13. Manchmal konnte man daher nur geringe Mengen einfüllen. Die Form mit den starken Druckerhöhungen und -schwankungen

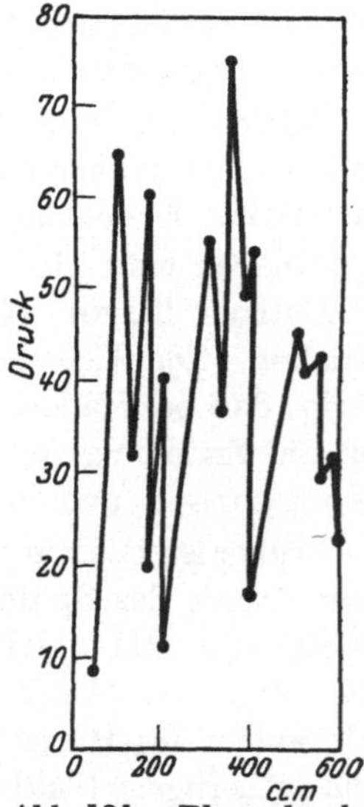

Abb. 13b. Blasendruck
bei Pollakisurie.
(L. R. Müller).

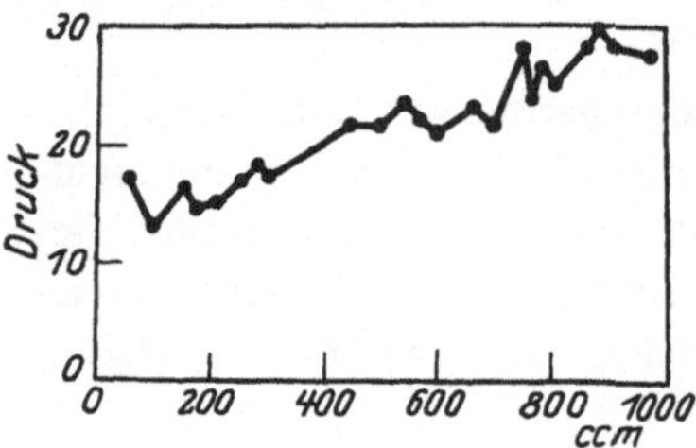

Abb. 13a. Normaler Blasendruck
(L. R. Müller).

scheint geradezu eine Kriegserscheinung zu sein. In den letzten 4 Jahren habe ich bei zahlreichen Druckmessungen nie solche Fälle gesehen, und auch in Untersuchungen vor dem Krieg war sie nicht beobachtet worden (Genouville 1894).

Die Kranken mit dem hohen Druck und den starken Druckschwankungen haben offensichtlich eine Übererregbarkeit ihrer Blase, und es ist durchaus verständlich, daß die große Spannung Harndrang macht. Schwieriger zu verstehen ist es, warum die anderen mit dem normalen Druck Harndrang empfinden. Hier muß offenbar eine Wandspannung, die dem Normalen nichts ausmacht und die er nicht beachtet, schon unangenehme Sensationen bewirken. Genouville hat dies als Hyperästhesie der Blase bezeichnet. Es ist etwas Ähnliches wie etwa eine hyperästhetische Hautstelle, auf der schon der Druck der Kleider quälend empfunden wird, was ja auch bei nervösen Menschen vorkommt. Schwarz möchte auch für diese Fälle einen abnormen Zustand des Muskels annehmen, eine „Hypertonie", während er den Zustand der Blasen mit erhöhtem Druck als „Hypertension" bezeichnet im Anschluß an Ausführungen Pals über die Spannung der Gefäßwand. Die „Hypertonie" soll ein Spannungszustand sein, der in dem Innendruck sich nicht bemerkbar mache. Mir ist dies nicht recht verständlich, mindestens läßt sich der angenommene abnorme Zustand des Muskels nicht nachweisen. Die Auffassung von der Hyperästhesie scheint mir klarer zu sein.

Hier sei noch ein Symptom erwähnt, das Neurastheniker besonders ängstlich macht: Am Schluß der Miktion fehlt die kräftige Zusammenziehung der Dammmuskulatur, die beim Normalen die letzten Tropfen aus der Harnröhre herauspreßt. Daher träufelt noch etwas Harn nach. Janet erklärt dies damit, daß diese Leute schon während der Miktion diese Muskeln anspannen und sie daher am Schluß nicht mehr besonders kontrahieren können. Sehr wahrscheinlich sieht diese Deutung nicht aus. Könnte nicht die allgemeine Schlaffheit der Muskulatur, wie man sie bei Neurasthenikern oft sieht, sich auch hier kundtun?

3. Während Pollakisurie und Inkontinenz mehr den hypochondrischen Neurastheniker betreffen, ist bei der Hysterie die Retention beliebter. Besonders Hysteriker in Krankenhäusern überraschen die erstaunte Umwelt eines Tages mit dem neuen Symptom, daß sie auf keinerlei Weise mehr urinieren können. Der Befund an der Blase kann durchaus normal sein, ich habe in mehreren frischen Fällen normalen Innendruck und leicht passierbare Sphincteren gefunden. Die Kranken „sperren ab", motorisch und oft auch sensibel, so daß sie keinen Harndrang mehr empfinden, ähnlich wie etwa an einem hysterisch gelähmten Arm. Ein Circulus vitiosus entsteht dadurch, daß die Blase sich überfüllt und jetzt tatsächlich, wie früher besprochen, die Miktion erschwert ist. Es kann wie bei organischen Störungen zur Ischuria paradoxa kommen. Besonders schlimm ist es, wenn die Retention lange Zeit besteht, dann wird der Detrusor wirklich geschädigt, wie dies Beipsiel zeigt:

22jähriges körperlich und seelisch schwächliches Mädchen, das seit der Schulzeit gewohnt ist, nur einmal am Tag oder nur alle 2 Tage zu urinieren. Der Ursprung dieser Gewohnheit lag in der Jugend, man hatte ihr einen großen Ekel vor Aborten beigebracht, besonders den Schulabort wollte sie nie benützen. Vielleicht spielt es auch eine Rolle, daß sie einmal eine Cystitis gehabt hatte und aus Angst vor dem Schmerz beim Urinieren den Harn zurückgehalten hatte. Kurzum, jetzt harnte sie höchstens einmal in 24 Stunden, und es ging immer nur in kleinen Stößen, manchmal nur tropfenweise nach langem Drücken, viel Restharn blieb zurück. Am 1. Tag hatte sie 1400 ccm in der Blase. Der Druck war sehr niedrig, am 2. Tag bei einer Füllung von 800 ccm nur 2 cm über der Symphyse. Ich verlangte von ihr, daß sie viermal am Tag zu bestimmten Stunden uriniere. Da brachte sie entweder gar nichts oder nur kleine Portionen hervor, die Blase war gleich wieder übervoll. Erst als durch tägliches Katheterisieren die Überfüllung der Blase verhindert wurde, gelangen ihr die Miktionen besser, sie urinierte etwa 200 ccm, es blieb aber immer noch ein Rest von 30—80 ccm zurück. Erst nach 10 Tagen war kein Restharn mehr da. Die Besserung des Detrusortonus zeigte sich bei der Druckmessung: bei Füllung von 200 ccm 7 cm über der Symphyse.

Außer solchen hysterischen Retentionen gibt es noch andere Formen der Retention, denen wie der Pollakisurie eine Übererregbarkeit der Blase zugrunde liegt. Hier handelt es sich um einen wirklichen Sphincterspasmus, der das Katheterisieren oft ganz unmöglich macht. Die Blase wird wieder überfüllt, manchmal kommen bei langem Pressen noch kleine Stöße Harn, manchmal entsteht eine völlige Ischuria paradoxa. Rost hat solchen funktionellen Sphincterspasmus auch an 3 Kindern beobachtet. An einem von ihnen ist er der Frage nachgegangen, welcher Teil des Verschlußapparates in den Spamus verfallen sei: Leitungsunterbrechung beider Nn. pudendi durch Novocaininjektion löste den Spasmus nicht. (Daß die Nerven richtig getroffen waren, ging aus dem Nachlassen des Analverschlusses hervor). Der quergestreifte vom N. pudendus versorgte Sphincter ext. war also nicht die Ursache für die Retention, sondern es mußte an der glatten Muskulatur liegen. Als Rost diese noch durch Umspritzung der Prostatagegend ausschaltete, verschwand die Retention endgültig.

Es gibt alle Übergänge zwischen Harnverhaltung und Pollakisurie. Wir haben ja oben schon erwähnt, daß die Pollakisuriker trotz des starken Drangs oft nur schwer harnen können. Fuchs und Groß sahen, wie ein Soldat mit Pollakisurie unter der Behandlung mit heißen Blasenspülungen plötzlich eine Retention bekam.

Das Bezeichnende ist die Übererregbarkeit des ganzen Systems, die einmal mehr den Detrusor, ein anderes Mal mehr die Sphincteren betrifft und dadurch das ordnungsmäßige Zusammenarbeiten der einzelnen Teile stört. Man kennt ja ganz ähnliche Erscheinungen am Darmkanal, wo an allen möglichen Stellen — Ösophagus, Cardia, Pylorus usw. — Spasmen und an anderen wieder Hyperperistaltik oder Atonie vorkommen können.

Die funktionellen Störungen der Blase haben sehr große Ähnlichkeit mit den Reizerscheinungen, die durch organische Blasenkrankheiten (Cystitis, Blasenstein usw.) hervorgerufen werden.

Ätiologie.

Die Enuresis nocturna ist sicher häufig ein Leiden psychopathischer oder intellektuell minderwertiger Kinder, aber sie findet sich oft genug auch bei körperlich und seelisch kräftigen Individuen. Zweifellos liegt in einem großen Teil der Fälle die Schuld in der Erziehung. Die Beherrschung der Blase muß gelernt werden. Das geht gewöhnlich so: Die Mutter setzt das Kind aufs Töpfchen, wenn sie das Einnässen erwartet, z. B. bald nach dem Essen. Alle mögliche, optische, akustische und taktile Reize werden angewendet, etwa das Laufenlassen des Wasserhahnes, das an die Miktion erinnert. Auch der Reiz des Entblößens und das kalte Geschirr tun das ihre. Die Kinder merken bald, daß sie nach vollendeter Miktion wieder aufstehen dürfen. Allmählich verbindet sich die Vorstellung der Miktion mit der des Geschirres. Sie lernen am

Tag durch Weinen oder sonstwie ihr Bedürfnis zu melden, nachts müssen sie meist noch längere Zeit „aufgenommen" werden. Wenn nun hier nicht regelmäßig für sie gesorgt wird und durch Vernachlässigung der Pflege immer wieder Beschmutzungen ohne Schuld der Kinder vorkommen, dann lernen sie es eben nie, richtig und konsequent die Miktionen nur zu erlaubten Zeiten auszuführen.

Schwer zu verstehen ist es, warum Kinder, die schon einmal gelernt haben, ihre Blase zu beherrschen, es nun wieder verlernen. Hier spielen seelische Einflüsse wohl die größte Rolle. Einen Fingerzeig gibt die Tatsache, daß geheilte Bettnässer ihren Rückfall häufig im Anschluß an irgendwelche Verstimmungen des Gemütes bekommen, z. B. durch Unglück in der Schule oder irgendeine beliebige Strafe. Sie lassen sich gehen, und am ersten verliert sich im Schlaf die Selbstbeherrschung. Noch viele Momente können hereinspielen. Gelegentliches Bettnässen passiert auch normalen Kindern einmal. Janet hat darauf hingewiesen, wie Träume daran schuld sein könnten. Die Kinder träumen, sie seien auf dem Abort und harnen dabei ins Bett. Eine falsche Erziehung kann aus solchen gelegentlichen Unglücken oder aus einer schon bestehenden selten auftretenden Enuresis die Kinder in ihr Leiden hineindrängen. Aus Trotz oder aus Angst — bekanntlich tut man in übergroßer Angst gerade das, was man vermeiden will — finden sie nicht mehr heraus.

Psychanalytiker erklären die Enuresis als Lustgewinn, „symbolische Pollutionen" (Freud, Stekel). Kläsi ist in feinen Analysen solchen Zusammenhängen in ihre Einzelheiten nachgegangen, die Dinge liegen ja oft außerordentlich kompliziert. Daß die Onanie mit ihren seelischen Kämpfen direkt oder indirekt oft einen Einfluß hat, ist klar.

Sehr viel wurde darauf hingewiesen, daß der Schlaf der Bettnässer besonders tief sei (z. B. Handschuh, Trousseau, Saizeff). Aber auch normale Kinder schlafen oft sehr tief. Courtin findet in Weckversuchen beim Vergleich von normalen Kindern und Bettpissern etwa gleich viele Tiefschläfer und Leichtschläfer. Immerhin ist es wahrscheinlich, daß tiefer Schlaf die Beherrschung der Blase vermindert. Gerade deshalb dürfte das Einnässen in den ersten Nachtstunden, in denen der Schlaf tiefer ist, trotz geringer Blasenfüllung so häufig auftreten.

Weitz und Götz finden bei Druckmessungen, daß Bettnässer (Soldaten) eine Hypästhesie für Blasencontractionen haben, von Amberg wird dies bestritten.

Vielleicht liegt bei einem Teil der Bettnässer eine gewisse Minderwertigkeit des ganzen Urogenitalsystems (Adler u. a.) und auch des unteren Rückenmarkabschnittes vor. Sie zeigen wohl häufiger als andere Menschen alle möglichen Degenerationszeichen wie Epispadie, Hypospadie, Phimose, schlecht entwickelte Prostata, Syndaktylie, Plattfuß. Man hat das manchmal familiäre Auftreten der Enuresis damit in Zusammenhang gebracht.

Aber Fuchs hat weit über das Ziel hinausgeschossen, als er 1909 sah, daß bei vielen Bettnässern eine nur radiologisch nachweisbare Spina bifida occulta vorliege, und daraufhin annahm, der untere Abschnitt des Rückenmarks sei unterentwickelt oder mißgebildet: Man ist heute, da eine Menge Arbeiten über diese Frage vorliegen, von der „Mydodysplasie" abgekommen (s. bes. Zappert). Sicher kommen schwere Schädigungen des Rückenmarks mit Mißbildungen der

Beine und Blasenstörungen vor, das weiß man schon lange. Aber es geht nicht an, aus den geringfügigen Knochenbefunden auf wirkliche organische Schädigungen des Rückenmarks zu schließen. Dieselben Formen der Wirbelsäule sieht man, wenn auch nicht so häufig, so doch oft genug bei ganz normalen Menschen. Bonsmann z. B. stellte die Spina bifida occulta in Bettnässerfamilien häufiger fest als in normalen, aber auch die gesunden Mitglieder, die nie Blasenstörungen hatten, wiesen das Zeichen auf. Am besten leuchtet die Ansicht von Lewandowsky ein, daß der unvollständige Verschluß des Wirbelkanals ein an sich bedeutungsloses Degenerationszeichen sei, das wir den übrigen oben genannten anreihen können.

Manche haben in der Zusammensetzung des Harns die Ursache für die Enuresis gesucht, z. B. sollte zu saurer oder zu alkalischer Harn ungünstig wirken (Carrière und Candron, Barlow u. a.). Nach meinen Untersuchungen am Normalen (S. 28ff.) erscheint dies sehr unwahrscheinlich. Aus den therapeutischen Erfolgen durch Neutralisieren des Harns dürfte bei der bekannten Suggestibilität der Enuretiker kaum ein Schluß zu ziehen sein.

Endlich wird die Beherrschung der Blase wohl etwas erschwert, wenn durch die Form der Ernährung des Nachts eine Polyurie stattfindet. Rothschild, Rietschel, Ochsenius u. a. haben gezeigt, daß die salz- und wasserreiche Kost im Krieg eine starke Nycturie hervorrief, wodurch die Enuresis in den Kriegsjahren häufiger geworden sei. Bossert-Rollet hat in ähnlicher Weise auf die Nycturie durch Kreislaufstörungen hingewiesen. Die Bedeutung dieser Einflüsse ist wohl nicht sehr groß, da Noeggerath und Eckstein neuerdings gefunden haben, daß Enuretiker, die nur manchmal einnäßten, ganz unabhängig von der nächtlichen Harnmenge ins Bett pißten.

Natürlich sind auch die Eingeweidewürmer für die Enuresis verantwortlich gemacht worden (Henoch u. a.). Reflektorische Einflüsse, besonders durch Oxyuren vom Rectum her, sind denkbar. Auch die Nervosität und Störungen des Allgemeinbefindens, wie sie manchmal bei Wurmkrankheiten vorkommen, könnten die Enuresis ungünstig beeinflussen.

Das Aufzählen aller solcher kleinen Ursachen birgt die Gefahr, daß man sie überschätze. Wenn man die unendlich große Literatur über die Enuresis — wir haben ja nur einen kleinen Ausschnitt gegeben — an sich vorüberziehen läßt, so wirkt es erheiternd zu sehen, wie immer wieder eine andere „Ursache" modern wurde und wie die Therapie sich danach richtete. Ein guter Arzt wird auf alle diese Sachen achten, aber er wird sich dadurch nicht von der Hauptsache, der Erziehung, ablenken lassen.

Ebenso wie bei der Enuresis der Kinder ist bei allen funktionellen Blasenstörungen der Erwachsenen der Ursprung zum größten Teil in der Psyche zu suchen. Der Übergang vom Normalen zum Pathologischen erweist sich als fließend. Wir wissen, daß viele Normale in der Gegenwart anderer Personen, z. B. in der Sprechstunde des Arztes, nicht urinieren können („Blasenstottern"); solche Hemmungen sind verständlich. Bei Steigerung ins Pathologische können sie zu den schwersten Retentionen führen. Wir hatten vor kurzem einen Kranken, der Jahrzehnte hindurch allein auf dem Stockwerk sein mußte, wenn er urinieren wollte; er mußte seinen ganzen Beruf und seine Lebensweise danach einrichten.

v. Frankl-Hochwart und Zuckerkandl erzählen von einem Arzt, der sich wissenschaftlich mit der Blasenfunktion beschäftigte und in dieser Zeit eine Pollakisurie bekam.

Neurastheniker urinieren überhaupt fast immer häufiger als andere Menschen, ohne daß es gerade pathologische Formen annimmt. Wenn diese Leute aber einmal anfangen, besonders auf die Blase zu achten, kommen sie immer weiter in die Pollakisurie hinein. Wir haben besprochen, wie schon beim Normalen das Achten auf die Blase Harndrang macht, wie Angst ihn vermehrt und wie endlich die Gewohnheit einen Einfluß hat. Alle diese Momente, besonders das ängstliche Beobachten, wirken bei den sensiblen Neurasthenikern in vermehrtem Ausmaß. So verbohren sie sich immer mehr in ihre Krankheit und finden nicht mehr heraus.

Warum wird nun bei gestörter Psyche gerade die Blasenfunktion bei vielen Leuten gestört? Zum Teil wird das Symptom von außen durch Zufall geliefert. Z. B. erzählt Karplus, wie zwei Hysterische, die im gleichen Saal mit einer Rückenmarkleidenden lagen, dieselben Blasenstörungen wie diese bekamen. Zum Teil werden wohl leichte Störungen, die auch der Normale bekommt, aber bald wieder verliert, festgehalten und ausgebaut, etwa die Folgen einer Durchkältung oder einer Cystitis. Es ist klar, daß Soldaten, die sich vom Heer drücken wollten, solche Gelegenheiten mehr oder weniger bewußt ausgiebig benutzten. Sie lernten von anderen, holten Reminiszenzen aus der Jugend hervor, wo sie an Enuresis gelitten hatten (s. v. Nesmera), arbeiteten sich in Störungen ein, die nach einer Durchkältung oder durch einen Angstzustand einmal entstanden waren. Man kann kaum entscheiden, wo hier die Neurose aufhört und wo Simulation anfängt.

Von ganz besonderer Bedeutung ist bei dem Zusammenhang des Sexuellen mit dem Seelenleben die Tatsache, daß die Blasensphäre mit der Genitalsphäre verbunden ist. Der Sexualneurastheniker fällt daher leicht in die ängstliche Beobachtung seiner Blasenfunktion, aus der er Schlüsse auf die Genitalfunktion zieht. Eine Hysterische kann dazu neigen, durch Retentio urinae die Aufmerksamkeit dorthin zu lenken, und das Katheterisiertwerden kann einen „Lustgewinn" für sie bedeuten.

Alle die kleinen Ursachen, die wir bei der Enuresis der Kinder angeführt haben, können natürlich auch die Störungen der Erwachsenen begünstigen.

Ein sehr wichtiger Faktor ist noch zu besprechen: die Kälte. Wir haben im Abschnitt von der Sensibilität gesehen, daß sie schon beim Normalen den Harndrang erheblich beeinflußt. Bei den Blasenneurosen spielt sie eine große Rolle. Alle funktionellen Blasenstörungen sind im Winter häufiger und schlimmer. Das ist besonders auch im Kriege sehr eindrucksvoll zutage getreten. In jedem Winter ist die Zahl der Soldaten mit Blasenneurosen außerordentlich angeschwollen, es gab förmliche Epidemien. Besonders österreichische Ärzte haben dies beschrieben. Blum, der in einem Wiener Spital in 3 Jahren gegen 3000 Blasenneurotiker gesehen hat, beobachtete, wie bei Truppenteilen nach einer Durchkältung im Feld alle Übergänge vorkamen: Vom vermehrten Harnbedürfnis, das schon nach mehreren Stunden Aufenthalts in der Wärme völlig verschwindet, bis zu den allerschwersten Fällen mit Harnträufeln. Eine Beobachtung von L. R. Müller (1918) zeigt den Einfluß der Kälte besonders klar:

Ein Student, der sich zu Versuchszwecken kaltes Wasser durch den Katheter in die Blase einlaufen ließ, bekam eine Pollakisurie, die einige Tage anhielt.

Man dachte daran, daß den Störungen nach Durchkältung eine Neuritis der Blasennerven zugrunde liege. Zuelzer glaubte besonders an eine Entzündung der Nn. pudendi und fand bei solchen Kranken auch eine ausgesprochene Hauthyperästhesie im Pudendusgebiet. Anatomische Befunde liegen nicht vor.

Wenn solche Blasenstörungen durch Kälteeinflüsse sicher auch bei körperlich und seelisch ganz normalen und kräftigen Menschen vorkommen, so muß man sich doch immer darüber klar sein, daß diese Störungen gewöhnlich nach kurzer Zeit abklingen. Wo das nicht der Fall ist, da ist immer der größte Verdacht auf psychische Ursachen, wie wir sie beschrieben haben.

Hier erwähnen wir noch eine Reihe von Erscheinungen, die zum Teil nicht mehr zu den funktionellen Störungen gehören.

Die Blasenfunktion hängt mit der Nierenfunktion zusammen. Schädigungen können das ganze System treffen. Aufrecht hat bei 7 Nephritiden eine Pollakisurie vorausgehen sehen, Blum sah sie als Nachkrankheit von Kriegsnephritis. Wasserausscheidung und Blasenfunktion können sich gegenseitig beeinflussen. Meist bleibt zwar bei Polyurie die Beherrschung der Blase erhalten, aber manchmal sind doch Störungen beobachtet worden. Z. B. hat das Blum bei 3 Kranken mit Diabetes insipidus und bei 6 nephritischen Polyurien gesehen, es kam da sogar zu Ischuria paradoxa. Er hält es für wahrscheinlich, daß die Überlastung der Blase zu einer Erlahmung der Muskulatur führe.

Umgekehrt kann auch der Wasserhaushalt von der Blase aus beeinflußt werden: Die volle Blase wirkt reflektorisch hemmend auf die Harnproduktion, die leere oder nur wenig gefüllte Blase bewirkt Diurese (Versuche und Literatur über solche vesicorenale Reflexe bei Boeminghaus 1925). Das wirkt sich auch in pathologischen Fällen aus: Pollakisurie ruft Polyurie hervor (v. Frankl-Hochwart, Schwarz). Dagegen scheint die Polyurie bei Prostatahypertrophie und anderen schweren Harnretentionen nicht reflektorisch, sondern durch Nierenerkrankung hervorgerufen zu sein (v. Monakow und Mayer, Pflaumer, Salomon u. a.).

Es bestehen weiter innige Beziehungen zwischen Blasenfunktion und weiblichen Genitalien. Während der Menses ist der Harndrang oft vermehrt, vielleicht wegen der Blutfülle im Becken, vielleicht wegen der allgemein erhöhten Reizbarkeit. In der Schwangerschaft nimmt die Blasenkapazität vom 6. Monat an merkwürdig zu; zuletzt beträgt sie etwa 800 ccm gegen 5—600 im gewöhnlichen Leben. Im Wochenbett kommt eine weitere Zunahme bis 2500 ccm, erst nach 4—6 Wochen wird die Kapazität wieder normal (Steuernagel). Hofbauer sieht die Ursache in der Schwangerschaftsödemisierung der Blasenwand, welche ihre Nachgiebigkeit erhöhe.

Erkrankungen und Operationen an den Genitalien und am Mastdarm stören häufig die Blasenfunktion, wohl teils direkt, teils reflektorisch. Görl und Voigt beschreiben „Detrusorlähmung" bei unkomplizierter Gonorrhoe. Auch andere Operationen, besonders am Bauch, führen oft zu Erschwerung der Miktion oder völliger Retention. Vielleicht ist die ruhige Rückenlage zum Teil daran schuld, sicher spielen aber auch reflektorische Momente herein.

Retention, Pollakisurie, Enuresis kommen endlich auch im Anschluß an Infektionskrankheiten vor. Blum z. B. sah sie nach Typhus, Fleckfieber, Diphtherie, Dysenterie, Cholera. Oppenheim beobachtete nach Masern 8 Tage lang Retentio urinae.

Die Tetanie kann die Blasensphincteren mit befallen, so daß Harnretention entsteht (Hagenbach-Burkhardt, Schwarz und Wagner u. a.).

Ganz kurz beschreiben wir die muskulären Blasenstörungen, für Einzelheiten und Literatur muß auf die urologischen Bücher verwiesen werden. Wir hatten schon öfters darauf hingewiesen, daß der Detrusor für Überdehnung sehr empfindlich ist, besonders wenn sie längere Zeit besteht. Jede Überfüllung der Blase, sei sie organisch (etwa durch Harnröhrenstriktur oder Prostatahypertrophie oder durch Erkrankungen des Zentralnervensystems) oder sei sie funktionell bedingt (Sphincterspasmen, hysterische Retention), kann eine Detrusorschädigung hervorbringen. Der Detrusor hat einen schlechten Tonus, der Inhalt der Blase steht nun unter niederem Druck, die Contractionen werden ungenügend und Residualharn bleibt zurück. Wenn das Hindernis beseitigt wird, bleibt die Detrusorschwäche oft noch viele Wochen bestehen, meist aber tritt allmählich Erholung ein.

Ähnliche Störungen macht die Altersblase, durch Degeneration der Detrusormuskulatur entsteht wieder Atonie. Dasselbe können starke Entzündungen der Blasenwand bewirken.

Angeborene oder durch langdauernde Spasmen erworbene Sphincterhypertrophien werden als Ursache für Harnretention angegeben.

Praktisch wichtig ist die Sphincterschwäche, die besonders bei Frauen vorkommt. Auch Frauen, die nie geboren haben, leiden oft darunter. Dougal gibt an, daß 8 $^0/_0$ aller Nulliparen mehr oder weniger betroffen seien. Die Schließmuskulatur ist offensichtlich zu schwach, so daß bei Erhöhung des intraabdominellen Druckes durch Lachen, Husten, Heben von Lasten usw. einige Tropfen Urin verloren gehen. Manchmal kann das sehr unangenehm werden. Noch viel häufiger findet sich die Störung bei Frauen, welche geboren haben; hier liegen direkte Schädigungen des Muskels oder Verziehungen der Harnröhre vor.

Zur Pharmakologie.

Der N. hypogastricus gehört anatomisch zum sympathischen, der N. pelvicus zum parasympathischen System. Die pharmakologische Einheit entspricht an der Blase der anatomischen recht gut: Die Mittel, die auch sonst im allgemeinen das sympathische System beeinflussen, wirken ähnlich wie der N. hypogastricus und diejenigen, die sonst das parasympathische System beeinflussen, wirken wie der N. pelvicus.

Im einzelnen gibt es erhebliche Unterschiede bei den verschiedenen Tierarten. Wir hatten gesehen, daß der sympathische N. hypogastricus sowohl hemmende als auch fördernde Fasern für den Detrusor hatte und daß bei den verschiedenen Tierarten seine Wirkung verschieden war. Bei den einen hemmte, bei den anderen förderte er mehr, und sein Wirkungsbereich wechselte auch, indem der Nerv bei manchen Tieren nur auf den Blasenhals, bei anderen aber auf den ganzen Detrusor einwirkte.

Sehr ähnlich verhält sich das Adrenalin: Wo die Nn. hypogastrici mehr fördern, da wirkt auch das Adrenalin tonussteigernd (Frettchen, Zibetkatze, Ziege), wo sie mehr hemmen, hemmt auch das Adrenalin (ausgesprochen an der Katze, weniger stark an Schwein und Macacus rhesus). Am Hund ist ebenso wie die Hypogastricuswirkung auch die Adrenalinwirkung gering, es findet sich nur leichte Tonuszunahme. (Langley 1901, Elliott, Lewandowsky, Edmunds und Roth). Aber ganz rein ist dieser Parallelismus wohl nicht. Denn Streuli, sowie Abelin finden an der überlebenden Kaninchenblase vorwiegend Hemmung durch Adrenalin, während Elliott am Kaninchen keine hemmenden Fasern im Hypogastricus nachweisen konnte. Viel hängt von der Dosierung ab; Edmunds und Roth bemerkten auf kleine Dosen von Adrenalin an der Katzenblase mehr erregende, bei großen mehr hemmende Wirkung.

Der Reizung des N. pelvicus entspricht das Physostigmin und Pilocarpin. Sie führen zu stärkeren rhythmischen Contractionen und dann sogar zu Dauercontraction der Blase. Der Verschluß wird schlechter (s. Dixon und Ranson).

1923 hat Boeminghaus Versuche gemacht, um festzustellen, welche Muskelteile der Blase sympathisch und welche parasympathisch innerviert seien. Er untersuchte ausgeschnittene kleine Muskelstreifen pharmakologisch und fand, daß die oberen $^3/_4$ des Detrusors rein parasympathisch innerviert seien, da Pilocarpin kontrahierte, Adrenalin aber wirkungslos war. Der Sphincter und das Trigonum reagierten nur auf Adrenalin, während Pilocarpin nicht wirkte, sie mußten also sympathisch innerviert sein. Das untere Viertel des Blasenkörpers reagierte sowohl auf Pilocarpin wie auf Adrenalin, woraus auf gemischte Innervation zu schließen war. Das paßt gut zur Entwicklungsgeschichte, nach der der obere Blasenteil anderen Ursprungs ist als der untere (Fagge u. a.). Ähnliches finden Young und Macht bei pharmakologischer Untersuchung der einzelnen Blasenteile.

Boeminghaus zog aus seinen Versuchen Schlüsse auf die Art, wie die Hemmungswirkungen der verschiedenen Nerven vor sich gehen sollten (s. auch S. 13). Weder auf Adrenalin noch auf Pilocarpin konnte er am Muskelstreifen Erschlaffung finden. So glaubt er, daß es an der Blase keine direkt hemmenden Nerven gibt, sondern daß die Erschlaffung, welche man an der Blase in situ hervorbringen kann, über periphere Reflexzentren zustande käme: durch Sphinctercontraction mit Adrenalin reflektorisch Detrusorerschlaffung und das Umgekehrte bei Anwendung von Pilocarpin. Es scheint mir allerdings fraglich, ob man aus pharmakologischen Beobachtungen so weitgehende Schlüsse auf Nerveneinflüsse ziehen darf; denn es gibt genug Fälle, in denen die Wirkung von Adrenalin oder von Pilocarpin schlecht oder gar nicht mit der Wirkung von Nerven zusammenpaßt, die man anatomisch zum symphatischen bzw. parasympathischen System rechnet. Endlich will Ikoma mit der Methode von Boeminghaus durch Adrenalin doch Detrusorerschlaffung gefunden haben, Kurven gibt er allerdings nicht wieder. So scheint mir eine endgültige Entscheidung darüber, wie die „Hemmung" durch die verschiedenen Nerven vor sich gehe, noch auszustehen.

Da die verschiedenen Tierarten auf Hypogastricusreizung und auf Adrenalin so verschieden reagieren, so ist es besonders wichtig, über Versuche am Menschen etwas zu erfahren. Schwarz sah nach Adrenalininjektion beim Menschen entweder gar keine oder nur mäßige Drucksteigerung, nie Druckabfall, also keine Hemmung des Detrusortonus. Danach würde sich auch pharmakologisch der Mensch ähnlich wie der Hund verhalten. Wenn man Adrenalinwirkung und Hypogastricuswirkung identifizieren will, dann kann man darin die Annahme Elliotts bestätigt finden, nach der der N. hypogastricus beim Menschen keine hemmende Wirkung auf die Blase habe.

Pilocarpininjektionen machen beim Menschen bekanntlich oft ein Miktionsbedürfnis. Schwarz hat an 9 Normalen unter Pilocarpinwirkung den Blasendruck untersucht: 1 mal erfolgte starke, 4 mal schwache Drucksteigerung, 4 mal blieb der Druck gleich. Die erregbare Blase der Pollakisuriker reagierte immer besonders intensiv; ebenso ist die Blase von Rückenmarkkranken wie für andere Reize so auch für Pilocarpin besonders empfindlich. Bei einem Psychopathen konnte Schwarz nach Pilocarpingabe sogar eine Trabekelblase im Cystoskop entstehen sehen. Die starke Wirkung auf die Blase fiel öfters mit allgemeiner starker Reaktion der übrigen Organe auf Pilocarpin zusammen; doch war dies nicht regelmäßig der Fall, sondern oft war die Blase allein Pilocarpin-empfindlich oder -unempfindlich.

Atropin bewirkt an der Katze erst leichte Contraction, dann allmähliche Erschlaffung des Detrusors. Es hebt die Wirkung von Pilocarpin und Physostigmin sofort auf. Bemerkenswert ist die Beobachtung Langleys und Andersons (4), daß selbst ganz große Dosen von Atropin die Contraction des Detrusors, die auf elektrische Pelvicusreizung folgt, nicht verhindern können; nur eine leichte Abschwächung ließ sich feststellen.

Am Menschen wurde Atropin sehr häufig verwendet; viele Autoren hatten gute Erfolge bei Enuresis, andere gar keine. Schwarz konnte bei 6 Pollakisurikern keine Änderung des Blasendrucks feststellen.

Wir führen noch weitere Mittel an, die sich in der Einteilung sympathisch — parasympathisch nicht unterbringen lassen, ohne uns auf die schwierige Frage der Angriffspunkte einzulassen.

Curare lähmt an der Katze den quergestreiften Sphincter ext., während der Detrusor noch funktionsfähig bleibt (Barrington). Größere Dosen wirken ähnlich wie Atropin auch auf die glatte Muskulatur, sie machen erst Contraction, dann Erschlaffung des Detrusors (Edmunds und Roth).

Mit Nicotin hat Langley besonders auch für die Blase die Umschaltestellen der Nerven festgestellt.

Morphin bringt bei Tieren in größeren Dosen eine Retentio urinae zustande, die sogar zu Blasenruptur führen kann (Tappeiner, Leersum u. a.). Die Ursache liegt in einem Sphincterkrampf. Hanc hat schon 1898 durch Prüfung der Blasenreflexe auf Ischiadicusreizung gezeigt, daß der Detrusor auf Morphin sich noch gut kontrahiert, der Sphincter aber krampfhaft geschlossen bleibt. Eine Analogie bildet der Pyloruskrampf unter Morphium (Magnus). Nach Ikoma löst sich der Blasensphincter dann nur durch Pilocarpin- oder Kaliumchloridgaben. Beim Menschen ist ebensolche Urinretention nach Morphiumeinnahme des öfteren beobachtet worden (Czapek und Wassermann u. a.).

Stater hat 1922 gefunden, daß Benzylbenzoat an Kaninchen den durch Morphium verursachten Sphincterkrampf löst und hat auch bei Sphincterkrampf des Menschen durch Benzylbenzoat Besserung erzielt (2 ccm der 20 proz. alkohol. Lösung in Wasser genommen).

Mutterkornpräparate bewirken oft eine Entleerung der Blase (Cushny). Hypophysenpräparate: v. Frankl-Hochwart und Fröhlich fanden am Tier mit Pituitrin direkte Erregung der Blasenmuskulatur und Steigerung der Erregbarkeit durch Nervenreiz. Sowohl der Detrusor- wie der Sphinctertonus wird verstärkt, wie Ikoma an Blasenstreifen feststellte. Hofstätter wandte das Pituitrin am Menschen bei Blasenatonie nach Operationen und Geburten mit Erfolg an, der Katheterismus wurde dadurch oft unnötig. Andere bestätigten wenigstens zum Teil diese Beobachtungen. Schwarz sah am Manometer öfters einen leichten Druckanstieg, die Wirkung war ähnlich, aber schwächer als beim Pilocarpin; manche Individuen, bei denen Pilocarpin noch wirkte, reagierten auf Pituitrin nicht.

Durch Papaverin konnte Schwarz Sphincterspasmen bei Rückenmarkkranken lösen. Auf den übererregbaren Detrusor der Pollakisuriker hatte es keine Wirkung.

Mit Calciumchlorid (intravenös Afenil) hat Schwarz den Harndrang bei Pollakisurie auf lange Zeit vermindern können. Der Blasendruck war 2 mal unbeeinflußt, 1 mal erhöht, 1 mal stark vermindert. Ikoma hat am überlebenden Streifen der Tierblase erschlaffende Wirkung auf den Detrusor festgestellt, während Kaliumchlorid ihn erregte; beide Mittel hatten auf den Sphincter keine Wirkung.

Auch Magnesiumsalze dürften nach Schwarz den Detrusortonus vermindern, da in der Literatur durch Magnesiuminjektion bei Tetanus öfters Harnretention beobachtet sei, die nach einigen Tagen wieder verschwinde. Dazu paßt allerdings schlecht, daß Woitaschewski bei einer Rückenmarkverletzung mit Urinretention durch Magnesiumsulfat (subcutan) die Harnentleerung verbessert haben will.

Baisch hat 1903 das Glycerin für Blasenatonie nach Geburten und Operationen eingeführt. Er hat in die volle Blase durch den Katheter 20 ccm Glycerin mit 2°/₀ Borsäurezusatz eingespritzt, innerhalb 20 Minuten trat fast immer Miktion ein, und damit war die Retention meist endgültig vorbei. Auch Franck hatte sehr gute Erfolge, er injizierte bei Männern unter Vermeidung des Katheters unter Druck 15—20 ccm in die Harnröhre ein, etwa 10 g flossen zurück, 5—10 g gingen unter Überwindung der Sphincteren in die Blase und bewirkten die Miktion. Herr Dr. Mayer-Groß erzählt mir, daß in der Heidelberger psychiatrischen Klinik auch gegen die Harnverhaltung der Tabiker und Paralytiker das Glycerin sich sehr gut bewährt habe.

1921 sind von Vogt intravenöse Urotropininjektionen für Harnverhaltung nach Geburten empfohlen worden. Man gibt 5—10 ccm einer 40 proz. Lösung. Stapelmohr verlangt, daß innerhalb der ersten 16 Stunden nach der Operation injiziert wird. Die meisten Autoren, die das Mittel nach Geburten und Operationen anwendeten, haben ähnliche Erfolge gehabt (Literatur bei Vogt 1924). Gundert sah auch bei progressiver Paralyse, Tabes, multipler Sklerose und Morphinvergiftung gute Wirkung. Die Wirkungsweise ist nicht ganz klar. Wahrscheinlich reizt das abgespaltene Formaldehyd die Blasenschleimhaut und steigert dadurch die Erregbarkeit. Dafür sprechen die hämorrhagischen Cystitiden, die manchmal dabei entstehen.

Statt des Urotropin hat Vogt 1925 Cylotropin (Urotropin-Salicylpräparat) verwendet: 5 ccm warm intravenös injiziert bewirkten meist nach 2 Stunden spontane Urinentleerung.

Hier seien noch die Blasenstörungen erwähnt, die bei Botulismus oft vorkommen (z. B. Fischer, Pelzl). Ich selbst hatte Gelegenheit, in der Klinik 6 Kranke genauer darauf zu beobachten. Je 3 von ihnen waren zugleich nach Genuß von verdorbenem Büchsenfleisch erkrankt. Mit Lähmungen der inneren und äußeren Augenmuskeln und Bulbärsymptomen bekamen sie alle Blasenbeschwerden. Bei den 2 leichteren nur Erschwerung des Harnlassens, sie mußten stark pressen und behielten einen Rest zurück. Bei den 4 schwereren Kranken völlige Harnverhaltung: Völlige Detrusoratonie, trotz Füllung von 1000 bis 1300 ccm keine Spur von Harndrang. Sie merkten, daß der Leib voll war, hatten aber nicht das Bedürfnis zu urinieren und versuchten es nur aus „Überlegung". Trotz der großen Füllung bestand ganz niederer Druck, 4—5 cm Wasser über der Symphyse. Wenn sie sich anstrengten, so stieg unter der Bauchpresse der Druck bis 60 cm, fiel aber sofort mit dem Nachlassen der Bauchspannung wieder ab, der Detrusor kontrahierte sich nicht. Beim Katheterisieren starker Widerstand (wohl mechanisch bedingt. s. S. 16). Es scheint, als ob der Mangel an Harndrang nur durch die Atonie bedingt gewesen sei, denn sonst bestand keinerlei Sensibilitätsstörung am Körper, auch die Urethra war empfindlich. Die Störungen gingen bei 5 Kranken mit den übrigen Symptomen innerhalb 8—14 Tagen zurück, 1 Patientin starb.

Diagnose.

Wenn Verdacht auf eine Funktionsstörung der Blase besteht, etwa bei einem fraglichen Rückenmarkleiden, so ist die Anamnese von größter Bedeutung. Es genügt aber nicht, wie es meistens gemacht wird, die Kranken nur zu fragen, ob sie Blasenstörungen hätten. Da entgehen einem die leichteren Affektionen gewöhnlich, weil die Patienten sie für unwichtig halten oder sie gar nicht beachtet haben. Wenn man dagegen den Miktionsakt im einzelnen durchspricht, so finden sich oft noch Anomalien. Man wird also fragen: Müssen Sie in letzter Zeit lange drücken, bis der Urin kommt? Besteht der Strahl aus einzelnen Absätzen? Träufelt am Ende der Miktion noch etwas nach? Können Sie den Harn gut zurückhalten? usw.

Sind Störungen vorhanden, so ist ihr Ursprung festzustellen: 1. Lokale Blasen- oder Harnröhrenerkrankung, 2. Organische Nervenkrankheit, 3. Funktionelle Störung.

Wir möchten ganz besonders betonen, daß aus der Form der Störungen kein Schluß auf eine Lokalisation gezogen werden darf. Es gibt wohl kein Blasensymptom, das nicht bei allen 3 genannten Ursachen vorkommen könnte. Z. B. kann an Häufigkeit und Intensität gesteigerter Harndrang sowohl bei Erkrankungen der Urethra, Prostata, Entzündungen der Blase, Blasensteinen als auch bei Rückenmark- und Gehirnkrankheiten und schließlich rein funktionell auftreten.

Darum muß unbedingt immer nach allen Möglichkeiten genauestens gefahndet werden, zumal da Kombinationen gar nicht selten sind: Bei Rückenmarkkrankheiten ist ja gewöhnlich eine Cystitis vorhanden, die erst sekundär entstanden ist. Es wäre ein schwerer Fehler, in der Befriedigung über die gefundene Cystitis eine beginnende Tabes zu übersehen. Ebenso das Umgekehrte: v. Frankl-

Hochwart und Zuckerkandl finden bei einem Tabiker einen Blasenstein, nach dessen Entfernung die Blasenbeschwerden in einer Beobachtungszeit von 14 Jahren nicht mehr gekommen sind. Man muß daran denken, daß nächtliches Einnässen durch epileptische Anfälle hervorgerufen werden kann (Trousseau u. a.). Nur scheinbar funktionelle Störungen sollen durch geringe Cystitiden, besonders am Collum und Trigonum hervorgerufen werden; sie könnten oft nur cystoskopisch festgestellt werden, da der Harn kaum verändert zu sein braucht (Rißmann, Stoeckel).

Die Anwesenheit eines lokalen Blasen- oder Harnröhrenleidens läßt sich durch gewissenhafte Untersuchung, besonders auch durch die Cystoskopie, wohl immer mit Sicherheit feststellen oder ausschließen.

Dagegen ist es oft sehr schwer, funktionelle Blasenstörungen von solchen zu unterscheiden, die durch beginnende Krankheiten des Zentralnervensystems verursacht werden. Eine Retentio urinae kann eben auf Jahre das einzige Symptom einer Tabes sein. Eine solche Schwierigkeit bot uns z. B. diese Kranke:

20jähriges Mädchen, das in der Jugend nicht ins Bett genäßt hat. Seit dem 14. Jahr allmählich zunehmende Inkontinenz: Es gehen tagsüber von Zeit zu Zeit, besonders beim Husten Niesen usw., unbemerkt einige Tropfen Urin ab, so daß die Kleider immer etwas naß sind. Nachts bleibt die Patientin meistens trocken. Manchmal muß sie in der letzten Zeit vor der Miktion etwas länger drücken, es träufelt wohl auch etwas nach, aber bei der Untersuchung ist kein Restharn da; Kapazität 600 ccm, Druck normal. Miktionsablauf sonst normal, Strahl nicht unterbrochen, cystoskopisch o. B. Neurologisch: öfters, aber nicht konstant, deutlicher Nystagmus horizontalis beim Blick nach der Seite, sonst keinerlei pathologischer Befund. Reflexe, Motilität, Sensibilität, Coordination o. B. Lumbalpunktat o. B. Wassermann-Reaktion negativ. Keine psychische Anomalie.

Man denkt wegen des Nystagmus an multiple Sclerose, aber bei dieser habe ich nie diese Form von Blasenstörung gesehen, sie macht gewöhnlich Retention oder automatische Entleerungen mit imperativem Drang. Es kam weiter die muskuläre Sphincterschwäche der Frauen und endlich eine funktionelle Störung in Betracht.

Psychische Beeinflussung blieb ohne Erfolg, sie konnte allerdings nicht länger durchgeführt werden, da die Kasse nur einige Tage Krankenhausaufenthalt bezahlte. Wir mußten so die Diagnose offen lassen. (Als wir die Kranke später wieder einbestellen wollten, erfuhren wir, daß sie inzwischen durch einen Unfall ums Leben gekommen war.)

Schramm findet bei Verletzungen des Zentralnervensystems cystoskopisch ein Klaffen des Blasenausgangs, so daß die hintere Harnröhre sichtbar wird. Er erklärt dies durch Lähmung der Muskulatur des Beckenbodens und hält es für pathognomonisch für organische Verletzung des Nervensystems. Otto A. Schwarz und Pulmann bestätigen diesen Befund, während Osw. Schwarz (7) ihn auch bei Normalen findet.

Wenn eine Erkrankung des Zentralnervensystems vorliegt, so ist die Form der Blasenstörungen zur Lokalisation des Krankheitsherdes nicht zu verwerten. Da sich motorische und sensible Blasenstörungen so sehr gleichen, und bei den verschiedensten Herden dieselben Störungen auftreten können, so kann man bei Rückenmarkkrankheiten weder auf die Segmenthöhe noch auf eine bestimmte Stelle innerhalb des Rückenmarkquerschnitts aus der Blasenfunktion einen Schluß ziehen. Dasselbe gilt auch für die Krankheiten des Gehirns.

Sehr schwierig ist es oft, festzustellen, ob eine Pollakisurie oder Enuresis als Neurose anzusehen ist oder ob Simulation vorliegt. Das ist beim Heer eine sehr wichtige Frage. Einfach ist die Entscheidung da, wo die Druckmessung übergroße Erregbarkeit oder die Cystoskopie eine Trabekelblase zeigt (s. Egyedi), solche Leute sind sicher der Behandlung bedürftige Kranke. Aber aus den Blasensymptomen gar nicht festzustellen ist es, ob die andere Form der Pollakisurie vorliegt, die keine Druckerhöhung macht und die wohl als funktionelle Hyperästhesie anzusehen ist, oder ob simuliert wird. Da muß man eben den ganzen Menschen und sein Gebaren beurteilen. Ebenso ist es mit der Enuresis nocturna, wo ja gewöhnlich die Blasenverhältnisse außer dem nächtlichen Einnässen ganz normal sind. Nicht sehr sinnreich ist der in der Literatur vorkommende Vorschlag, dem Patienten große Dosen von Schlafmitteln, insbesondere auch Morphin, zu geben und, wenn er damit nicht ins Bett näßt, Simulation anzunehmen. Denn diese Mittel wirken ja auch auf die Blase ein, so daß damit gar nichts bewiesen ist, gerade das Morphium macht einen Sphincterkrampf.

Therapie.

Organisch bedingte Blasenstörungen.

Bei Verletzungen des Zentralnervensystems ist an der Blase auf zwei ganz gefährliche Klippen zu achten: Die Cystitis und die Ruptur.

Es ist kaum je zu vermeiden, daß eine Querläsion des Rückenmarks zu einer Cystitis führt. Die Prognose quoad vitam hängt zum allergrößten Teil nur vom Grad der Blasenentzündung ab. Walker berichtet, daß von 339 Rückenmarkverletzten 160 gestorben sind, und zwar „praktisch alle an Harninfektion".

So ist der Entstehungsweise der Cystitis immer sehr viel Aufmerksamkeit gewidmet worden. Zweifellos wird die Blasenwand durch die Überdehnung, wie sie ja gewöhnlich nach einer frischen Rückenmarkverletzung eintritt, schwer geschädigt und widerstandsschwach. Weiter ist es schädlich, daß die Blase sich nicht völlig entleert; der zurückbleibende Harn zersetzt sich, und gerade die spezifisch schwereren Teile, die Eiter und Bakterien enthalten, sinken nach unten und bleiben liegen.

Von eminenter Bedeutung ist der Katheterismus, der die Harnwege entweder mechanisch schädigt oder Bakterien mit hereinschleppt. Die Tierversuche haben dies besonders klar erwiesen: Wenn man nach Rückenmark- oder Pelvicusdurchschneidung nicht katheterisiert, so kann man an Hunden und Katzen die Cystitis mit Sicherheit vermeiden. Sobald man aber, wenn auch unter den größten aseptischen Kautelen, katheterisiert, entsteht regelmäßig eine schwere Blasenentzündung (Lannegrace, Sherrington).

Man muß also das Katheterisieren wenn irgend möglich umgehen. Beim Tier kann man das, weil hier das Stadium der Retention viel kürzer dauert und man die Blase ausdrücken kann. So einfach ist es beim Menschen leider nicht. Die Retention ist viel schwerer und dauert länger. Man darf sie nicht anstehen lassen, denn wenn auch gewöhnlich wegen des Eintretens der Ischuria paradoxa keine lebensgefährliche Harnretention entsteht, so wird doch die Blasenwand durch die lange Überdehnung geschädigt. Dadurch würde eben dem Entstehen der Cystitis Vorschub geleistet. Außerdem besteht die Gefahr der Ruptur. Es ist einige Male beschrieben, daß bei Verletzungen des Zentralnervensystems, progressiver Paralyse oder Rückenmarkkrankheiten die Blase geplatzt ist (Literatur bei Frankl-Hochwart).

Das einfachste Mittel zur Umgehung des Katheters ist die Expression, die ja von Heddaeus und von Wagner warm empfohlen wurde. Aber sie geht beim Menschen sehr oft gerade im Anfang einer frischen Retention nicht. Wenn man das Drücken forciert, droht die Ruptur. Erkes hat von einem solchen Unglücksfall mit tödlichem Ausgang berichtet.

So kommt man meistens im Stadium der Retention nicht um den Katheterismus herum. Walker hat den Vorschlag gemacht, statt des Katheterisierens bei frischen Verletzungen sofort eine suprapubische Blasenfistel anzulegen und und sie so lange bestehen zu lassen, bis automatische Entleerungen eintreten. Das ist eine verzweifelte Auskunft, aber bei der großen Gewißheit, sonst eine Cystitis zu bekommen, scheint sie mir doch sehr diskutierbar. Erfahrungen liegen bisher nicht vor.

Im Stadium der automatischen Entleerungen ist die Gefahr der Ruptur im allgemeinen überwunden, aber noch immer bleibt Restharn zurück. Auch bei den lange bestehenden Krankheiten ist meistens eine Cystitis vorhanden, die oft jahrelang keine erheblichen Erscheinungen mehr macht, aber doch immer wieder aufflackern, ins Nierenbecken aufsteigen und zu schweren Zuständen und zum Tod führen kann.

Wenn eine Cystitis da ist, so muß sie mit aller Sorgfalt behandelt werden: Harndesinficientien, Umstimmung der Acidität, Blasenspülungen etwa mit dünner Silbernitratlösung. Die Spülungen sind natürlich wieder ein zweischneidiges Schwert, aber man wird sie oft nicht entbehren können. Dann achte man darauf, daß die Spülflüssigkeit nur unter niederem Druck (höchstens 30 cm über der Symphyse) einläuft, da hohe Drucke die Wand schädigen. Das Einlegen eines Dauerkatheters vermeidet man lieber, da längerer Gebrauch trotz Wechselns oft schwere Urethritis nach sich zieht; außerdem läuft infolge des niederen Drucks nicht alles aus, man müßte schon eine Heber- oder Saugvorrichtung anbringen. Bei chronischen Cystitiden, die nur wenig Erscheinungen machen, darf man auf keinen Fall katheterisieren, die Gefahr der Exacerbation ist viel zu groß.

Eine weitere Gefahr droht noch, wenn die Blase zu sehr überfüllt wird: Es können sehr schwere Blutungen entstehen. Daher muß man auch beim Katheterisieren einer stark gedehnten Blase vorsichtig sein. Kielleuthner bezeichnet es als einen Kunstfehler, bei chronischer Harnretention mit Erhöhung des Blasendrucks alles auf einmal zu entleeren, man solle zuerst nur 400—500 ccm ablassen.

Die Heilung der Blasenstörungen hängt natürlich vollständig ab von der Rückbildung der Verletzung des Nervensystems. Wo etwa durch Entfernung eines Tumors oder durch antiluetische Behandlung hier eine Besserung erzielt werden kann, kann auch die Blasenfunktion gebessert werden. Wir erwähnen noch, daß von Lichtenberg Blasenstörungen bei schwerer Spina bifida durch operatives Angehen des Duralsackes geheilt hat.

Endlich kommen noch operative Eingriffe an der Blase selbst in Betracht. Sphincterhypertonien oder -hypertrophien, die den Abfluß verhindern, können durch Incision des Muskels oder durch Excision eines Keiles behoben und damit kann die Blasenfunktion gebessert werden. Freudenberg hat dies zuerst bei Tabikern, deren Miktion sehr erschwert war, mit gutem Erfolg ausgeführt; die Miktion ging leichter, der Verschluß wurde nicht verschlechtert; die übrigbleibenden Verschlußfasern, besonders der Sphincter ext., genügten, um eine

Inkontinenz zu verhindern. Auch Rubritius hat sowohl bei der Tabes als auch bei anderen Rückenmarkleiden Gutes davon gesehen. Solche Eingriffe kommen natürlich nur dann in Betracht, wenn die Funktionsstörung sehr lange Zeit gleich geblieben ist.

Für die muskuläre Inkontinenz der Frauen ist eine Reihe von sinnreichen Operationen ausgedacht worden, mit denen sehr oft Heilungen oder Besserungen erzielt werden (Beschreibung und Literatur bei Stoeckel).

Eine wichtige Aufgabe der Pflege ist es, inkontinente Patienten vor Beschmutzung mit Urin möglichst zu schützen, da die Entstehung eines Decubitus sehr davon abhängt. Männern kann im Bett durch die Ente und beim Aufstehen durch ein Urinal recht gut geholfen werden. Bei Frauen ist es viel schwieriger, man muß durch häufiges Wechseln der Vorlagen für Sauberkeit sorgen. Im Bett haben wir durch eine kleine Schüssel, die in einen Gummiluftring hineinpaßte, bei ruhiger Lage die Kranken trocken halten können. Homburger empfiehlt feinen Torfmull unter den Ring zu streuen, Geruch und Feuchtigkeit werden dadurch vermindert.

Wichtig ist es auch bei organisch Verletzten, besonders Hirnverletzten, durch Erziehung sie wieder an möglichste Reinlichkeit und Aufmerksamkeit auf die Blasenfunktion zu gewöhnen; darauf hat besonders Homburger hingewiesen.

Tabiker, die verminderten Harndrang haben und dadurch das Urinieren vergessen, sollen sich an häufige Miktionen gewöhnen, damit ja die schädliche Überfüllung der Blase vermieden wird.

Die funktionellen Blasenstörungen.

Bei der Enuresis nocturna muß man oft nicht nur die Kinder, sondern ganz besonders die Eltern erziehen, die verständnislos bald ihr Kind verzärteln, bald es in Angst und Trotz hineindrängen. Die große Mehrzahl der Bettnässer ist leicht zu behandeln. Oft genügt es schon, das Kind in eine neue Umgebung zu versetzen, um es zu heilen. Freilich sind die Bedingungen für die Heilung dabei ganz verschieden; die andere Umgebung wird beim einen eine Erlösung von der übergroßen Angst sein, beim anderen ein Ansporn zum Aufpassen, weil die Scham vor Fremden größer ist.

Es gibt 2 Möglichkeiten, auf die die Erziehung hinzielen kann: Entweder sollen die Kinder durchschlafen, ohne zu urinieren; sie müssen also lernen, etwaigen Blasencontractionen im Schlaf eine Hemmung entgegenzusetzen, wie man etwa auch lernen kann, bestimmte Bewegungen im Schlaf nicht zu machen, um nicht zum Bett hinauszufallen. Oder es ist ihnen beizubringen, daß im Schlaf der Harndrang zum Bewußtsein kommt, sie aufwachen und urinieren. Man muß mit Konsequenz den einen oder den anderen Plan durchführen. Sicher ist mindestens für den Anfang der letztere leichter.

Es wird also den Kindern gesagt, sie müßten rechtzeitig aufwachen. Besonders vor dem Einschlafen wird es noch einmal eingeprägt (Behm). Man kann auch im Anfang ein- oder zweimal in der Nacht immer zu derselben Zeit die Kinder wecken und sie urinieren lassen. Man muß dann darauf dringen, daß sie allmählich durch immer leichtere Reize, schon durch das Öffnen der Türe usw. aufwachen.

Den Verängstigten wird man durch Güte ihr Selbstvertrauen stärken. Irgendwelche Suggestionsmittel, etwa leichtes Elektrisieren oder Bäder, können unterstützen. Noeggerath und Eckstein spielen den Kindern eine feierliche Scheinoperation vor und versichern ihnen, daß dadurch die Blase ganz stark werde. Auch die Hypnose wirkt oft ausgezeichnet, entweder schon rein als indifferentes Suggestionsmittel, da sie großen Eindruck macht, oder bei differenzierterer Anwendung als wirkliche Hilfe: Man gibt den Auftrag des rechtzeitigen Aufwachens zur bestimmten Zeit, läßt vielleicht in der Hypnose den ganzen Vorgang erleben.

Bei den Dickfelligen wird man vor Strafen nicht zurückschrecken. Es ist Geschmacksache, ob man sie in Arzneiform einkleidet, etwa bittere Arzneien gibt oder schmerzhaft faradisiert, oder ob man offen Strafen anwendet.

Jedenfalls ist die Erziehung die Hauptsache, alles andere nur Unterstützungsmittel. So die Trockenkost in den Nachmittags- und Abendstunden, durch die die Blasenfüllung vermindert wird; da konzentrierter Harn nach meinen Untersuchungen nicht mehr Drang macht als verdünnter, leuchtet dies Mittel ganz gut ein. Ein anderer Vorschlag ist, das Becken oder das Fußende des Bettes hochzulagern. Man kann sich wegen des Druckes in der Blase kaum vorstellen, daß, wie angenommen wurde, der Sphincter dadurch weniger belastet würde, aber die Einrichtung wirkt wohl als Suggestion oder durch Verschlechterung des Schlafes. Vom Verkleben der Urethra und Zuschnüren der Vorhaut ist man glücklicherweise abgekommen. Blum hat eine Klemme angegeben, welche die Harnröhre des Penis so abschnürt, daß bei Beginn der Miktion durch die Dehnung der Urethra oberhalb der Klemme Schmerzen entstehen und die Patienten aufwachen. Auch dies scheint nicht ganz harmlos zu sein, da Saizeff nach Anwendung der Klemme Ödem des Präputium beobachtete.

Weiter sind Blasenspülungen und -dehnungen und Harnröhrendehnungen empfohlen worden. Und so gibt es noch eine große Anzahl von Mitteln, die theoretisch mehr oder weniger begründet sind. (Viele Einzelheiten und Literatur bei Zappert.) Ein großer Teil wirkt wohl rein als Suggestion, z. B. die Operationen am Präputium des Penis, die Operationen am Nasenrachenraum und die epiduralen Injektionen.

Auch bei den nervösen Blasenstörungen der Erwachsenen ist das Seelische ganz in den Vordergrund zu stellen. Sicherlich kann auch der Normale infolge von Erkältungen oder leichten Cystitiden erhebliche Funktionsstörungen bekommen, aber die heilen gewöhnlich unter Wärme, Ruhe und Schonung; in schlimmen Fällen von Übererregbarkeit scheint auch ein Dauerkatheter für einige Tage gut zu tun. Sobald aber die Sache sich in die Monate hinauszieht, dann liegt eben fast immer irgendeine psychische Schwäche vor. Und damit fällt die Therapie der Blasenneurosen mit der Therapie aller funktionellen Neurosen zusammen, die wir hier nicht ausführlich besprechen können. Es lassen sich keine Regeln aufstellen für die Behandlung, alles hängt von der Persönlichkeit des Arztes ab. Der eine wird in konsequenter Erziehung, der andere mit psychanalytischer Erforschung der Ursachen, ein dritter mit Suggestion und Hypnose arbeiten. Welche Methode die richtige ist, das hängt ganz vom Arzt ab, der sich mehr für die eine oder die andere eignet, und ebenso vom Patienten. Jedenfalls wird man selten mit Behandlung des Symptoms weiterkommen, sondern man muß die ganze Persönlichkeit beeinflussen.

Man lasse sich nicht durch die Symptome der übererregbaren Blase (Druckschwankungen, Trabekelbildung) irre machen. Denn ganz sicher können auch diese Kranken ihre Blase beherrschen lernen: Bei geheilten Patienten konnte Schwarz diese Symptome noch lange nachweisen.

Organisch bedingte und funktionelle Störungen können durch Arzneimittel günstig beeinflußt werden, Einzelheiten haben wir im Abschnitt von der Pharmakologie besprochen. Für die übererregbare Blase kommen Atropin und Calcium in Betracht. Gegen Retentionen, die weniger auf Sphincterkrampf als auf Detrusoratonie beruhen (einerlei ob hysterisch oder durch Operationen, Geburten, Infektionskrankheiten bedingt) sind erregende Mittel: Hypophysenpräparate, Glycerin, Urotropin angezeigt. Das Pilocarpin kommt wegen seiner sonstigen unangenehmen Wirkungen wohl kaum in Frage.

Für reine Sphincterspasmen ist Papaverin wohl am besten. Hier ist auch nach Rost (ähnlich wie beim Cardiospasmus) erweiternde Sondierung der Harnröhre oder auch Umspritzung des Blasenhalses mit Cocain anzuwenden. In schlimmen Fällen wird man an die oben erwähnten Operationen denken.

Literatur.

Abelin: (1) Untersuchungen über die überlebende Säugetierblase usw. Zeitschr. f. Biol. Bd. 67, S. 525.
— (2) Die physiologische Tätigkeit der Harnblase und ihre Beeinflussung durch Produkte der inneren Sekretion usw. Ebenda Bd. 69, S. 373. 1919.
Adler, A.: (1) Über den Druck in der Harnblase. Grenzgeb. Bd. 30, H. 405. 1918.
(2) Über corticale und funktionelle-nervöse Blasenstörungen. Dtsch. Zeitschr. f. Nervenheilk. Bd. 65, S. 72—151. 1920.
— (3) Über die Miktion Neugeborener und Kinder in den ersten Lebensjahren. Med. Klinik 1920. S. 185—186.
Adler, Alfr.: Studie über Minderwertigkeit von Organen. Wien 1907.
Afanasieff: Zur Physiologie der Pedunculi cerebri. Wien. med. Wochenschr. 1879. Nr. 9, 10, 11.
Agostini: Ein Fall von Balkentumor. Ref.: Neur. Zentralbl. 1915. S. 389.
Amberg, S.: Some aspects of enuresis of children. Med. clin. of North America. 7. Bd., S. 151—162. 1923.
André-Thomas: Le Réflexe Pilomoteur. Paris 1921 Masson.
Aufrecht: Dtsch. med. Wochenschr. 1918. S. 311. Diskussion zu Rothschild.
Baisch: Die Prophylaxe der postoperativen Cystitis. Münch. med. Wochenschr. 1903. S. 1628.
Barrington, F. J. F.: (1) The nervous mechanism of micturition. Quart. Journ. of Physiol. Bd. 8., S. 33—71. 1914.
— (2) The effect of division of the hypogastric nerves on frequency of micturition. Ebenda Bd. 9, S. 261—264. 1915.
(3) The relation of the hind-brain to micturition. Brain Bd. 44, S. 23. 1921.
— (4) The nervous control of the urinary bladder in amphibians. Brain Bd. 45, S. 126—132. 1922.
— (5) The effect of lesions of the hind- and mid-brain on micturition in the cat. Quart. journ. of physiol. Bd. 15, S. 81—102. 1925.
Barlow: Therap. Gaz. 1901.
v. Bechterew, W.: Die Funktionen der Nervenzentren. Deutsche Ausgabe. Jena 1911.
— und N. Mislavski: Die Hirnzentren für die Bewegung der Harnblase. Neur. Zentralbl. Bd. 7, S. 505—509. 1888.
Behm, K.: Das Bettnässen, seine Behandlung und Bekämpfung. Ges. f. Fürsorge- u. Schulgesundheitspflege. 36. Jahrg. S. 321. 1923.
Bernheim: Die Innervation der Harnblase beim Frosch und Salamander. Arch. f. Physiol. 1892 Suppl. S. 11—26.

Biedermann, W.: Über die Innervation der Krebsschere. Sitzungsber. d. Akad. Wien, Math.-Naturw. Klasse III, 95, 7. 1887.

Blum, V.: (1) Kriegserfahrungen über Erkältungskrankheiten der Harnorgane: Wien. klin. Wochenschr. 1915. S. 1253—1257.

— (2) Kriegserfahrungen über die Harninkontinenz der Soldaten. Wien. klin. Wochenschr. 1917. S. 1029 und 1074.

— (3) Zur Theorie des Residualharns. Wien, klin. Wochenschr. 1917. S. 1226.

— (4) Vorschlag zur Behandlung der Harninkontinenz der Soldaten. Wien. klin. Wochenschr. 1917. S. 1581.

— Eisler und Hryntschak: Cystoradioskopie. Wien. klin. Wochenschr. 1920. Nr. 31, S. 677.

Bochefontaine: (1) Gaz. méd. de Paris 1875.

— (2) Etude expér. de l'influence exercée par la faradisation de l'écorce grisc. Arch. de physiol. norm. et path. II. Serie. 1876. T. III, S. 140.

Boeminghaus, H.: (1) Cystographie der Blase. Zeitschr. f. Urol. Bd. 6, S. 92. 1921.

— (2) Experimentelle Beiträge zur Innervation der Blase. Zeitschr. f. d. ges. exp. Med. Bd. 33, S. 378. 1923.

— (3) Zur Feststellung des Einflusses der Blasenfüllung auf die Funktion der Nieren, speziell der Wasserausscheidung. Deutsch. med. Wochenschr. 1925. Nr. 4, S. 138—140.

Böwing, H.: Zur Pathologie der Innervation von Blase, Mastdarm und Gebärmutter. Dtsch. Zeitschr. f. Nervenheilk. Bd. 75, S. 189—213. 1922.

Born: Zur Kritik über den gegenwärtigen Stand von der Frage von den Blasenfunktionen. Dtsch. Zeitschr. f. Chir. Bd. 25, S. 118—192. 1887.

Bossert-Rollett, Luise: Enuresis und Kreislaufstörungen. Dtsch. med. Wochenschr. 1921. S. 471—472.

Bretonneau: cit. Trousseau.

Bright: Med. reports. Bd. 2, cit. n. Hutchinson.

Brown, Sanger: On heriditary ataxy. Brain Bd. 15, S. 265. 1892.

Brüning: Cerebrale Blasenstörungen. Arch. f. klin. Chir. Bd. 113, S. 470. 1920.

Budge, J.: (1) Untersuchungen über das Nervensystem. Heft 2, S. 81 ff. Frankfurt a. M. 1841.

— (2) Über den Einfluß des Nervensystems auf die Bewegungen der Blase. Zeitschr. f. rationelle Med. Bd. 21. 1864.

— (3) Zur Physiologie des Blasenschließmuskels. Pflügers Archiv f. d. ges. Physiol. Bd. 6, S. 306/307. 1872.

Carlson: Amer. journ. of physiol. Bd. 61, S. 14—40. 1922.

Carrière und Candron: Clin. infant. 11.

Clarke, J. N.: The accurate localisation of intracranial Tumors. Brain Bd. 21, S. 310. 1898.

Claude et Rose: Troubles sphinctériens et génitaux dans la sclérose en plaques. L'Encéphale 1909. S. 389.

Courtade und Guyon: Cpt. rend. des séances de la soc. de biol. Bd. 47, S. 620—621. 1895.

Courtin: Die Beziehungen der Enuresis nocturna zum Schlaf. Arch. f. Kinderheilk. Bd. 73, S. 40—50. 1923.

Cramer: Zit. nach Zappert 1920. S. 132 (ohne Literaturangabe).

Cushny: Die Atropingruppe. In Heffters Handb. der exp. Pharmakol. Bd. 2, 2. Hälfte. 1924.

Czapek und Wassermann: Die akute Harnverhaltung, eine wenig beachtete Wirkung des Morphins. Dtsch. med. Wochenschr. 1914. Nr. 31, S. 1567.

Czylharz, E. v. und Pick: Über initiale Blasenstörungen bei Meningitis tuberculosa. Med. Klinik. 1924. Nr. 6, S. 176.

— und O. Marburg: a) Über cerebrale Blasenstörungen. Jahrb. d. Psychiatrie u. Neurol. Bd. 20, S. 134—174. 1901.

— b) Weitere Bemerkungen zur Frage der cerebralen Blasenstörungen usw. Wien. klin. Wochenschr. 1902. S. 788—791.

Davis: Americ. journ of physiol. Bd. 59. 1922.

Déjérine, J.: Sémiologie des affections du système nerveux. Paris 1914. S. 1054.

— et Roussy: Le syndrôme thalamique. Rev. neurol. 1906. Nr. 12.

Dennig, H.: Untersuchungen über die Innervation der Blase und des Mastdarms. Zeitschr. f. Biol. Bd. 80, S. 239—254. 1924.

Dennig, H. und von Philipsborn: Zur Prognose der Encephalitis epidemica. Dtsch. med. Wochenschr. 1923. Nr. 45.

Dercum und Spiller: A case of amyotrophic lateral sclerosis presenting bulbar symptoms. Journ. of nerv. a. ment. dis. 1899.

Dixon und Ransom: In Heffters Handb. der exp. Pharmakol. Bd. 2, 2. Hälfte. 1924.

Dougal: Treatment of incontinence of urine in women. Brit. med. journ. Bd. 2, Nr. 3279, S. 813—814. 1923.

Dragomanow: Über den Einfluß des Gehirns auf die Harnentleerung. Dissert. 1896 (zit. nach Bechterew).

Dubois, P.: Über den Druck in der Harnblase. Dtsch. Arch f. klin. Med. Bd. 17, S. 148—163. 1876.

Eckhardt: (1) Beitr. z. Anat. u. Physiol. Bd. 3, S. 123—166. 1863.

— (2) Beitr. z. Anat. u. Physiol. Bd. 4, S. 69. 1867.

Edinger in Krauß-Brugsch: Spez. Pathol. und Therapie innerer Krankheiten.

Edmunds und Roth: Journ. of pharmakol. a. exp. therapeut. Bd. 15, S. 189. 1920.

Egyedi, D.: Das Unvermögen des Harnhaltens aus Gesichtspunkten der Diensttauglichkeit. Wien. klin. Wochenschr. 1917. S. 1089—1092.

Eisenlohr: Beiträge zur Gehirnlokalisation. Dtsch. Zeitschr. f. Nervenheilk. Bd. 1. 1891.

Ellenberger und Baum: Anatomie des Hundes. Berlin 1891.

Elliott, T. R.: (1) The action of adrenaline. Journ. of physiol. Bd. 32, S. 424. 1905.

— (2) The innervation of the bladder and urethra. Journ. of physiol. Bd. 35, S. 396. 1907.

Erb, W.: Zur Chirurgie der Hirntumoren. Dtsch. Zeitschr. f. Nervenheilk. Bd. 2, S. 424ff. 1892.

Erkes: Zur manuellen Expression der Blase bei Rückenmarkverletzungen. Münch. med. Wochenschr. 1916. S. 255.

Exner: Ein Versuch über Lähmung und Dehnbarkeit der Harnblase. Pflügers Arch. f. d. ges. Physiol. Bd. 55, S. 303. 1894.

Fagge: On the innervation of the urinary passages in the dog. Journ. of physiol. Bd. 28, S. 304—315. 1902.

Fearnsides, E. G.: The innervation of the bladder and urethra: a review. Brain. Bd. 40, S. 149—187. 1917.

Ferrier, D.: Experim. researches in cerebral phys. and path. 1873.

Fischer, A.: Über eine Massenerkrankung an Botulismus. Zeitschr. f. klin. Med. Bd. 59, S. 58. 1906.

Fleischer, B.: zit. nach Oppenheim (2) S. 347.

Foerster, O.: (1) Tabische Krisen. 1903.

— (2) Die Topik der Sensibilitätsstörungen bei Unterbrechung der sensiblen Leitungsbahnen. Verhandl. d. Gesellsch. dtsch. Nervenärzte Bd. 8. 1917.

— (3) Diskussion zum Vortrag von Kleist. Allg. Zeitschr. f. Psychiatrie Bd. 74, S. 582. 1918.

— (4) Die operative Behandlung der spastischen Lähmungen. Dtsch. Zeitschr. f. Nervenheilk. Bd. 58, S. 151. 1918.

— (5) Die Kriegsschädigungen des Rückenmarks. Schjernings Handb. der ärztl. Erfahrungen im Weltkrieg Bd. 4, 1. Teil. 1922.

— (6) Zur Pathogenese und chir. Behandlung der Epilepsie. Zentralbl. f. Chir. 1925. Nr. 10, S. 534.

Fournier, A.: Leçons sur la période praeataxique du tabes d'origine syphilitique. S. 16—51. Paris 1885.

Franck, François: Leçons sur les fonctions motrices du cerveau. Paris 1887.

Franck, O.: Glycerin als Blasenlaxans. Zentralbl. f. Chirurg. Bd. 38, S. 36. 1911.

von Frankl-Hochwart: Die nervösen Erkrankungen der Harnröhre und der Blase. Handb. der Urol. von Frisch und Zuckerkandl. Bd. 2, S. 777—871. 1905.

— — und Fröhlich: (1) Über Tonus und Innervation der Sphincteren des Anus. Pflügers Arch. f. d. ges. Physiol. Bd. 81, S. 442. 1900.

— (2) Über die corticale Innervation der Harnblase. Neurol. Zentralbl. 1904. Nr. 14.

— (3) Zur Kenntnis der Wirkung des Hypophysins auf das sympathische und autonome Nervensystem. Arch. f. exp. Pathol. u. Pharmakol. Bd. 63, S. 347—356. 1910.

von Frankl-Hochwart und Zuckerkandl: Die nervösen Erkrankungen der Blase. 1898. in Nothnagels Handb. d. Pathol. u. Therapie. Bd. 19, S. 1.

Freudenberg, A.: Zur Pathogenese der Miktionsstörungen bei Tabes, nebst kurzen Bemerkungen über einige Fälle von operativer Behandlung derselben. Med. Klinik 1919. Nr. 45.

Freusberg, A.: Reflexbewegungen beim Huude. Pflügers Arch. f. d. ges. Physiol. Bd. 9, S. 358—391. 1874.

Friedmann, M.: Zur Kenntnis der cerebralen Blasenstörungen und namentlich des Rindenzentrums für die Innervation der Harnblase. Münch. med. Wochenschr. 1903. S. 1591.

Friedreich, N.: Über Ataxie mit besonderer Berücksichtigung der hereditären Formen. Virchows Arch. f. pathol. Anat. u. Physiol. Bd. 68, S. 146. 1876.

Fröhlich, A. und H. H. Meyer: Zur Frage der visceralen Sensibilität. Zeitschr. f. exp. Med. Bd. 29, S. 87—113. 1922.

Fuchs, A.: Wien. med. Wochenschr. 1909.

— und Groß: Incontinentia vesicae und Enuresis nocturna bei Soldaten. Wien. klin. Wochenschr. 1916. S. 1483—1487.

Genouville: (1) Du rôle de la contractilité vesicale dans la miction normale. Arch. de physiol. April 1894.

— (2) La contractilité du muscle vésical. Paris 1894.

Gianuzzi: Note sur les nerfs moteurs de la vessie. Cpt. rend. hebdom. des séances de l'acad. des sciences. Januar 1863.

Görl und Voigt: Blasenlähmung bei Gonorrhoe. Münch. med. Wochenschr. 1924. Nr. 19, S. 631.

Goldmann: Zur Frage der cerebralen Blasenstörung. Beitr. z. klin. Chirurg. Bd. 42, S. 1871904.

Goldscheider: Das Schmerzproblem. Berlin 1920.

Goldstein, K.: (1) Zur Lehre von der motorischen Apraxie. Journ. f. Psychol. u. Neurol. Bd. 11, S. 169 und 270. 1908.

— (2) Der makroskopische Hirnbefund in meinem Falle von linksseitiger mot. Apraxie. Neur. Zentralbl. Bd. 28, S. 898. 1909.

(3) Die Krankheiten des Rückenmarks. In Oppenheims Lehrb. d. Nervenkrankh. 7. Aufl. 1923. S. 135.

— und F. Reichmann: Über praktische und theoretische Ergebnisse aus den Erfahrungen an Hirnschußverletzten. Ergebn. d. inn. Med. u. Kinderheilk. Bd. 18, S. 405—530. 1920.

Goltz und Ewald: Der Hund mit verkürztem Rückenmark. Pflügers Arch. f. d. ges. Physiol. Bd. 63, S. 362—400. 1896.

Good, A: Hereditäre Formen angeborener spastischer Gliederstarre. Dtsch. Zeitschr. f. Nervenheilk. Bd. 13, S. 375—384.

Griffith, J.: Journ. of anat. a. physiol. Bd. 25. 1891 und Bd. 29. 1894/95.

Grützner, P.: Die glatten Muskeln. Ergebn. d. Physiol. III, 2. S. 12. 1904.

Guépin, A.: Sur l'innervation vésicale. Journ. de l'anatom. et de la physiol. Bd. 28, S. 322. 1892.

Gundert, H.: „Urotropin intravenös" zur Bekämpfung der Harnverhaltung bei Nerven- und Geisteskranken. Klin. Wochenschr. 1923. Nr. 12, S. 571.

Guyon: (1) Leçons cliniques sur les maladies des voies urinaires. 1896. Deutsch von Zuckerkandl und Kraus. Hölder 1896/97.

(2) Sensibilité de la vessie à l'état normal et pathologique. Ann. des maladies des organes génito-urinaires. 1887. S. 193.

Hagenbach-Burkhardt: Tetanie der Blase. Jahrb. d. Kinderheilk. Bd. 49, S. 111. 1899.

Hanč, A.: Experimentelle Studien über den Reflexmechanismus der Harnblase. Pflügers Arch. f. d. ges. Physiol. Bd. 73, S. 453—482. 1898.

Handschuh: Allg. Zeitschr. Chir. Heil. 1844. (Journ. f. Kinderkrankh. 4). Zit. nach Zappert.

Head, H.: On disturbances of sensation usw. Brain. 1893, S. 81—84 und: Sensibilitätsstörungen der Haut bei Visceralerkrankungen. Berlin 1898.

— und G. Riddoch: The automatic bladder in injuries of the spinal cord. Brain. Bd. 40, S. 188—263. 1917.

Heddaeus: Die manuelle Entleerung der Harnblase. Berlin. klin. Wochenschr. 1888. Nr. 43 und 1893. Nr. 34 und 35.

Heiß, R.: Über den Sphincter vesicae internus. Arch. f. Anat. u. Physiol. Anat. Abteilg. 1915.

Henle, J.: Handbuch der system. Anatomie des Menschen. Bd. II. Eingeweidelehre. Braunschweig 1866.

Henoch: Lehrbuch der Kinderheilkunde.

Hofbauer: zit. nach Stoeckel, S. 829.

Hofstätter, R.: Pituitrin als Blasentonicum. Wien. klin. Wochenschr. 1911. S. 1702.

Homburger, A.: (1) Über spinale und cerebrale Störungen der Harnblaseninnervation und die Pflege der Inkontinenten. Therapie d. Gegenw. 1903. S. 406—410.

— (2) Über incontinentia vesicae. Neur. Zentralbl. 1903.

Hryntschak: Zur Anatomie und Physiologie des Nervenapparates der Harnblase und des Ureters. Arb. aus d. neurol. Instit. d. Wien. Univ. Bd. 24, S. 409—450. 1923.

Hutchinson: A case in which paralysis of the sphincters usw. Brain. 1888, S. 223ff.

Jacobsohn: Kerne des menschlichen Rückenmarks. Abhandl. d. preuß. Akademie. 1908.

— und Yamane: Zur Pathologie der Tumoren der hinteren Schädelgrube. Arch. f. Psychiatr. Bd. 29, S. 80. 1897.

Janet: Les troubles psychopathiques de la miction. Thèse de Paris 1890.

Jastrowitz: Beiträge zur Lehre von der Lokalisation usw. Verhandl. des Vereins f. inn. Med. in Berlin. Leipzig, Thieme 1888, S. 47ff.

Ikoma, T.: Experimentelle Analyse des durch Morphium erzeugten Blasensphincterkrampfs. Arch f.. exp. Pathol. u. Pharmakol. Bd. 102, S. 145—166. 1924.

Kalischer, O.: Die Urogenitalmuskulatur des Dammes. Berlin 1900.

Kappis: Beiträge zur Sensibilität der Bauchhöhle. Grenzgeb. d. Med. u. Chirurg. Bd. 26, S. 493. 1913.

Karplus: (1) Inkontinenzepidemie s. v. Frankl-Hochwart S. 845.

— (2) Das Verhalten der unteren Sakralsegmente bei zentralen Sensibilitätsstörungen. Zeitschr. f. d. ges. Neurol. u. Psychiatrie. Bd. 41. 1918.

— und Kreidl: (1) Gehirn und Sympathicus. Pflügers Arch. f. d. ges. Physiol. Bd. 129, S. 138. 1909 Bd. 135, S. 401. 1910 und Bd. 143, S. 109. 1912.

— — (2) Ein Beitrag zur Kenntnis der Schmerzleitung im Rückenmark. Pflügers Arch. f. d. ges. Physiol. Bd. 158, S. 275—287. 1914.

Kelling: Untersuchungen über die Spannungszustände der Bauchwand, der Magen- und der Darmwand. Zeitschr. f. Biol. Bd. 44, S. 161—258. 1903.

Kielleuthner: In Voelcker und Wossidlo: Urolog. Operationslehre. 2. Aufl. Leipzig 1924. S. 52.

Kläsi: Über die psychogenen Ursachen der essentiellen Enuresis nocturna infantum. Zeitschr. f. d. ges. Neurol. u. Psychiatrie. Bd. 35. S. 371—394. 1917.

Kleine, W.: Über cerebrale Blasenstörungen. Monatsschr. f. Psychiatrie u. Neurol. Bd. 53, S. 11—38. 1923.

Kleist: Allg. Zeitschr. f. Psychiatrie. Bd. 74, S. 543. 1918.

Kocher, Th.: Die Verletzungen der Wirbelsäule. Grenzgeb. d. Med. u. Chirurg. 1.

Kohlrausch: Zur Anat. und Physiol. der Beckenorgane. Leipzig 1854.

Kohts: Zur Lehre von den Funktionen der Corpora quadrigemina. Virchows Arch. f. pathol. Anat. u. Physiol. Bd. 67, S. 425—448. 1876.

Kramer: Spastische Spinalparalyse. In Krauß-Brugsch Handb. d. spez. Pathol. u. Therapie. Bd. 10, 2. Teil.

von Krehl, L.: Beiträge zur Kenntnis der Füllung und Entleerung des Herzens. Abhandl. d. sächs. Gesellsch. d. Wissensch., math.-naturw. Kl. 17, 5. S. 339—362. 1891.

von Kries, J.: Bemerkungen zur Theorie der Muskeltätigkeit. Pflügers Arch. f. d. ges. Physiol. Bd. 190, S. 66—96. 1921.

Kroll, M.: Beiträge zum Studium der Apraxie. Zeitschr. f. d. ges. Neurol. Bd. 2, S. 315 bis 345. 1910.

Kuppola, W.: Extra- und intramedulläre Rückenmarkaffektionen. Acta Medica Scandin. Bd. 57. S. 535. 1923.

Landau: Enuresis nocturna. Zentralbl. f. d. Grenzgeb. d. Med. u. Chirurg. Bd. 6, S. 412 bis 432. 1903.

Langley, J. N.: (1) Action of suprarenal extract. Journ. of Physiol. Bd. 27. S. 237. 1901.

— (2) Das autonome Nervensystem. Übersetzt von Schilf. Berlin 1922.

Langley, J. N. und H. K. Anderson: (1) On reflex action from sympathetic ganglia. Journ. of physiol. Bd. 16. S. 410. 1894.
— — (2) The constituents of the hypogastric nerves. Journ. of physiol. Bd. 17, S. 177. 1894/95.
— — (3) The innervation of the pelvic and adjoining viscera. Part. II. The bladder. Journ. of physiol. Bd. 18. S. 71. 1895.
— — (4) Ebenso. Part. VI. Sacral nerves. Journ. of phsyiol. Bd. 19, S. 372. 1895/96.
—· — (5) Ebenso. Part. VII. Anatomical observations. Journ. of physiol. Bd. 20, S. 372. 1896.
Lannegrace: Différence dans les fonctions exercées sur la vessie par les nerfs afférents du plexus hypogastrique. Cpt. rend. de l'acad. des sciences. Bd. 114. S. 789—791. 1892.
Leersum, E. V.: Essai d'explication de la Reaction de Hermann Straub. Arch. néerlandaises de physiol. 1918. S. 689.
Lehmann, W.: (1) Die Sensibilität der Bauchhöhle. Zeitschr. f. d. ges. exp. Med. Bd. 40, S. 174. 1924.
—· (2) Über die sensiblen Fasern der vorderen Wurzeln. Klin. Wochenschr. Bd. 2, S. 1895. 1924.
Lennander, K. G.: Beobachtungen über die Sensibilität der Bauchhöhle. Grenzgeb. der Med. u. Chirurg. Bd. 10, S. 38—104. 1902.
Lewandowsky, M.: (1) Stand und Aufgaben der allg. Physiol. und Pathol. des sympath. Systems. Zeitschr. f. d. ges. Neurol. u. Psychiatrie. Bd. 14, S. 281—303. 1913.
— (2) Zirkulationsstörungen des Gehirns usw. in Lewandowskys Handb. d. Neurol. Bd. 3, S. 130. 1912.
—· (3) Die Mißbildungen des Rückenmarks. Ebenda. Bd. 2, S. 452.
— und P. Schultz: Über Durchschneidungen der Blasennerven. Zentralbl. f. Physiol. Bd. 17, S. 433. 1903.
Lewy: Paralysis agitans in Krauß-Brugsch Pathol. u. Therap. inn. Krankh. Bd. 10, T. 3, S. 743.
v. Lichtenberg: Inkontinenz bei Spina bifida occulta und ihre operative Behandlung. Zeitschr. f. urol. Chirurg. Bd. 6, S. 271. 1921.
Lichtenstern, R : Über die zentrale Blaseninnervation, ein Beitrag zur Physiologie des Zwischenhirns. Wien. klin. Wochenschr. 1912. Nr. 33, S. 1248.
Magnus: Die stopfende Wirkung des Morphins. Pflügers Arch. f. d. ges. Physiol. Bd. 122, S. 210—250. 1908.
Mangold, E.: Über Automatie, Erregbarkeit und Totenstarre in den verschiedenen Teilen des Froschmagens. Dtsch. med. Wochenschr. 1920. Nr. 16.
Mann, L.: Klin. und anat. Beitr. zur Lehre von der spinalen Hemiplegie. Dtsch. Zeitschr. f. Nervenheilk. Bd. 10, S. 1. 1897.
Marburg, O.: Die absteigenden Hinterstrangbahnen. Jahrb. f. Psychiatrie. Bd. 22, S. 243 bis 280. 1902.
— und E. Ranzi: Die Kriegsbeschädigungen des Rückenmarks und ihre operative Behandlung. Arch. f. klin. Chirurg. Bd. 111, S. 71—282. 1919.
Merzbacher, L.: Die Folgen der Durchschneidung der sensiblen Wurzeln usw. Pflügers Arch. f. d. ges. Physiol. Bd. 92, S. 585—604. 1902.
Metzner, R.: Die Absonderung und Herausbeförderung des Harns. Nagels Handb. d. Physiol. Bd. 2, S. 207—335. 1906.
Meyer,: Neurol. vêstn. Bd. 1, H. 1. 1893. Zitiert nach Bechterew, Funktionen der Nervenzentren. Bd. 3, S. 1652.
Meyer, O. B.: Zit. nach L. R. Müller (3) S. 86.
Michailow, S.: Über die sensiblen Endigungen in der Harnblase der Säugetiere. Arch. f. mikr. Anat. Bd. 71. 1908 und Bd. 72.
Mihalkovisc, G.: Untersuchungen über die Entwicklung der Harn- und Geschlechtsorgane der Amnioten. Internat. Monatsschr. f. Anat. u. Histol. Bd. 2, 1885.
Minkowski, M.: Über cerebrale Blasenstörungen. Dtsch. Zeitschr. f. Nervenheilk. Bd. 33, S. 127—159. 1907.
v. Monakow, P. und F. Mayer: Über den Einfluß der Erschwerung des Harnabflusses auf die Nierenfunktion. Dtsch. Arch. f. klin. Med. Bd. 128, S. 20—50. 1919.

Morgan und Dreschfeld: Idiopathic lateral sclerosis. Brit. med. journ. Bd. 1, S. 152 bis 154. 1881.

Mosso und Pellacani: Sur les fonctions de la vessie. Arch. ital. de biol. Bd. 1. 1882.

Müller, Eduard: (1) Über ein eigenartiges scheinbar typisches Symptomenbild bei apoplektiformer Bulbärlähmung. Dtsch. Zeitschr. f. Nervenheilk. Bd. 31, S. 452. 1906.

— (2) Die multiple Sklerose. Jena 1904.

— (3) Über das Verhalten der Blasentätigkeit bei cerebraler Hemiplegie. Neurol. Zentralbl. Bd. 24, S. 1101. 1905.

Müller, Friedrich: Über Störungen der Sensibilität usw. Volkmanns klin. Vortr. inn. Med. Nr. 118 und 119, S. 416.

Müller, L. R.: (1) Untersuchungen über die Anat. und Pathol. des untersten Rückenmarkabschnittes. Leipzig 1898.

— (2) Klin. u. exp. Untersuchungen über die Innervation der Blase, des Mastdarms und des Genitalapparates. Dtsch. Zteischr. f. Nervenheilk. Bd. 21, S. 86—155. 1902.

— (3) Die Blaseninnervation. Dtsch. Arch. f. klin. Med. Bd. 128, S. 81—106. 1918.

— (4) Über nervöse Blasenstörungen im Kriege. Münch. med. Wochenschr. 1918. S. 755 bis 759.

— (5) Die Lebensnerven. Berlin 1924.

Nagel, W.: Über die Entwicklung des Urogenitalsystems des Menschen. Arch. f. mikrosk. Anat. Bd. 34. 1889.

Nawrocky, F. und B. Skabitschewsky: (1) Über die motorischen Nerven der Blase. Pflügers Arch. f. d. ges. Physiol. Bd. 48, S. 335—353. 1891.

— — (2) Über die sensiblen Nerven, deren Reizung Contraction der Blase hervorruft. Pflügers Arch. f. d. ges. Physiol. Bd. 49, S. 141—158. 1891.

v. Nesnera, E.: Die suggestive Therapie der Incontinentia urinae und Enuresis nocturna an Soldaten. Wien. klin. Wochenschr. 1918. S. 518.

Nießl: Vers. mitteld. Psychiater und Neurol. Neurol. Zentralbl. Bd. 37, S. 819. 1918.

Noeggerath und Eckstein: Die Urogenitalerkrankungen der Kinder. Im Handb. d. Kinderkrankh. von Pfaundler und Schloßmann. Bd. 4. 1924.

Nußbaum: (1) Zur Frage von der Innervation des Detrusor urinae. Arb. aus d. Labor. von Nawrocki 1879, H. 5. Zit. nach Bechterew, Funktion der Nervenzentren. Bd. 2, S. 1161.

— (2) Hoffmann und Schwalbes Jahresber. VIII. Abt. 1880. S. 64.

Ochsenius: Zur Behandlung der Enuresis. Münchn. med. Wochenschr. 1923. S. 432.

Oppenheim, H.: (1) Zur Pathologie der chronischen atrophischen Spinallähmung. Arch. f. Psychiatrie. Bd. 24. Fall 4, S. 804. 1892.

— (2) Differentialdiagnose zwischen der multiplen Sklerose und der Pseudosklerose. Dtsch. Zeitschr. f. Nervenheilk. Bd. 56, S. 346f. 1917.

— (3) Lehrbuch der Nervenkrankheiten. 6. Aufl.

— und Borchardt: Neurol. Zentralbl. 1915. S. 538.

Ott und Woodfield: A new function of the optic thalami. Journ. of nerv. u. ment. dis. 1879. Nr. 4, S. 654.

Pelzl, O.: Über Botulismus. Wien. klin. Wochenschr. 1904. S. 864.

Pflaumer, E.: Cystoskopische Beobachtungen zur Physiologie der Harnleiter und Nieren. Zeitschr. f. Urol. Bd. 13, S. 367—448. 1919.

Pfeifer: Über corticale Blasenstörungen. Zeitschr. f. d. ges. Neurol. u. Psychiatrie. Bd. 46, S. 173. 1919.

Pineles: Wien. med. Presse 1899. Nr. 45, S. 1797ff.

Pleschner: Zur Physiologie und Pathologie der Miktion. Zeitschr. f. urol. Chirurg. Bd. 5, S. 148. 1920.

Probst, M.: Untersuchungen des Sehhügels.Arch. f. Psychiatrie u. Nervenkrankh. Bd. 33. S. 805. 1900.

Rehfisch, E.: (1) Über den Mechanismus des Harnblasenverschlusses und der Harnentleerung. Virchows Arch. f. d. ges. pathol. Anat. u. Physiol. Bd. 150, S. 111—150. 1897.

— (2) Über die Innervation der Harnblase. Ebenda Bd. 161, S. 529—568. 1900.

Reimers: Zit. nach Bechterew: Funktionen der Nervencentra. Bd. 3, S. 1652.

Rezek: Ein primäres polymorphes Sarkom des Gehirns. Arb. aus d. Inst. f. Anat. u. Physiol. des Zentralnervensystems an der Wiener Univers. 1897. S. 40.

Riddoch, G.: Conduction of sensory impulses from the bladder by the inferior hypogastrics and the central afferent connections of these nerves. Journ. of. physiol. Bd. 54. 1920/21. Proceed. S. CXXXIV.

Rietschel, H.: Die Kriegsenuresis und ihre Beziehungen zum Salz- und Kohlehydratstoffwechsel. Münch. med. Wochenschr. 1918. S. 693—694.

Rißmann, P.: Über Blasenbeschwerden des Weibes ohne cystoskopischen Befund. Zeitschr. f. gynäkol. Urolg. Bd. 1, S. 210.

Rost, F.: Über Harnverhaltung bei Kindern ohne mechan. Hindernis. Münch. med. Wochenschr. 1918. S. 14—17.

Rothschild, A.: Zur Ätiologie der gegenwärtig weitverbreiteten Enuresis und Pollakisurie. Dtsch. med. Wochenschr. 1918. S. 292—294.

Roussy: Deux nouveaux cas de lésion de la couche optique. Rev. neurol. Bd. 17, S. 301. 1909.
— et Rossi: Cpt. rend. des séances de la soc. de biol. Bd. 64, S. 608 und 640. 1908.

Rubritius, H.: (1) Durch dauernden Sphincterkrampf bedingte Retentionen und ihre Behandlung. Verhandl. der dtsch. Gesellsch. f. Urol. V. Kongr. 1921.
— (2) Zur Frage der idiopathischen Sphincterhypertonie als Ursache von chronischen Harnverhaltungen. Zeitschr. f. urol. Chirurg. Bd. 17, S. 522—532. 1923.

Saizeff, Helene: Beitrag zur Enuresis infantum. Zeitschr. f. d. ges. Neurol. u. Psychiatrie. Bd. 90, S. 1—26. 1924.

Salomon: Zur Kenntnis der Nierenfunktion bei Blasenstauung. Dtsch. med. Wochenschr. 1925. Nr. 9 und 10, S. 394.

v. Sarbó: Symptomatologie der amytroph. Lateralsklerose. Dtsch. Zeitschr. f. Nervenheilk. Bd. 13, S. 337—344. 1898.

Schlesinger, H.: (1) Zur Kenntnis atypischer Formen der amyotroph. Lateralsklerose mit bulbärem Beginn. Arb. aus d. Wiener neurol. Instit. Bd. 7, S. 154—180. 1900.
— (2) Syringomyelie. Wien 1902.

Schottmüller, H.: Zur Behandlung der Cystitis und Cystopyelitis. Verhandl. d. dtsch. Gesellsch. f. inn. Med. 1922. S. 199—203.

Schramm, C.: Theoretische und praktische Erwägungen zur Spiegeluntersuchung der paretischen Blase. Zeitschr. f. Urol. Bd. 14, S. 329—354. 1920.

Schüle, A.: Die Lehre von der spastischen Spinalparalyse. Dtsch. Zeitschr. f. Nervenheilk. Bd. 4, Fall 1, S. 162. 1893.

Schüppel, O.: Ein Fall von allgemeiner Anästhesie. Arch. f. Heilk. Bd. 15. 1874.

Schütte: Ein Fall von gleichzeitiger Erkrankung des Gehirns und der Leber. Arch. f. Psychiatrie. Bd. 51. S. 334. 1913.

Schwarz, Oswald: (1) Versuch einer Analyse der Miktionsanomalien nach Erkältungen. Wien. klin. Wochenschr. 1915, S. 1057.
— (2) Über Störungen der Blasenfunktion nach Schußverletzung des Rückenmarks. Grenzgeb. d. Med. u. Chirurg. Bd. 29, S. 174—227. 1917.
— (3) Zur Pharmakotherapie der Miktionsstörungen. Arch. f. klin. Chirurg. Bd. 110, S. 286—308. 1918.
— (4) Die übererregbare Blase. Zeitschr. f. Urol. Bd. 14, S. 103—136. 1920.
— (5) Die genuine Pollakisurie und die Prinzipien ihrer Behandlung. Wien. klin. Wochenschr 1920. S. 210—214.
— (6) Die Dynamik der Blase. Zeitschr. f. urol. Chirurg. Bd. 8, S. 32—62. 1921.
— (7) Zur Pathologie des Blasenhalses. Ebenda. Bd. 10, S. 167—183. 1922.
— (8) Über die Verwendung des Calciums bei Funktionsstörungen der menschlichen Harnblase. Wien. med. Wochenschr. 1923. Nr. 18.
— (9) Miktionspathologie (Übersicht). Klin. Wochenschr. 1923, Nr. 7, S. 285—288.
— und Wagner: Über Tetanie der Blase und ihre Behandlung. Wien. klin. Wochenschr. 1920. S. 604.

Schwarz, Otto A. und S. Pulmann: Über Blasenstörungen bei spinalen Erkrankungen. Münch. med. Wochenschr. 1925. Nr. 22, S. 896—897.

Seeligmüller: Hereditäre Ataxie mit Nystagmus. Arch. f. Psychiatrie. Bd. 10, S. 222 bis 242. 1880.

Sherrington, C. S.: (1) Notes on the arrangement of some motor fibres in the lumbosacral plexus. Journ. of physiol. Bd. 13, S. 676ff. 1892.

Sherrington, C. S.: (2) Schäfers Text-book of physiology. Bd. 2, S. 849ff. 1900.

Smith: Über die Enuresis bei Kindern. New York med. journ. Mai 1885.

Sokownin: Materialien zur Physiologie der Entleerung und Zurückhaltung des Harns. Kasan 1877 (russisch). Ref. in Hofmanns und Schwalbes Jahresber. Bd. 6, Abt. 3, S. 87 und bei Kowalewsky und Arnstein. Pflügers Arch. f. d. ges. Physiol. Bd. 8, S. 600.

Spiegel, E. A.: (1) Die zentrale Lokalisation autonomer Funktion. Zeitschr. f. d. ges. Neurol. u. Psychiatrie. Ref. Bd. 22, S. 142—167 und S. 229—304. 1920.

— (2) Wie gelangt der Gefäßschmerz zum Bewußtsein? Verhandl. d. Dtsch. Gesellsch. f. inn. Med. Bd. 35, S. 78. 1923.

— und Pherson: Die spinale Blasenbahn. Pflügers Arch. f. d. ges. Physiol. Bd. 208, S. 570—573. 1925.

Stapelmohr, Sten von: Zur Verhinderung von postoperativer Harnverhaltung. Münch. med. Wochenschr. 1924. Nr. 12, S. 368—369.

Stater, W.: The action of benzoate and morphine on the vesical sphincter. Journ. of urol. Bd. 8, S. 239—245. 1922.

Stavianicek, Rothfeld und Sümegi: Über das Verhalten des intravesicalen Drucks bei Harnblasenstörungen nach Erkältung. Wien. klin. Wochenschr. 1918, S. 666—670.

Steiner: Über einige besondere Fälle von Hirnabszeß mit Sektionsbefund. Neurol. Zentralbl. 1898. S. 1070.

Stekel, W.: Nervöse Angstzustände. Wien 1908.

Steuernagel, W.: Das Fassungsvermögen der weiblichen Harnblase. Zeitschr. f. gynäkol. Urol. Bd. 3, H. 6.

Stewart: (1) Americ. journ. of physiol. Bd. 2, S. 182. 1899.

— (2) Americ. journ. of physiol. Bd. 3, S. 1. 1899.

Stoeckel, W.: Die Chirurgie der weiblichen Harnorgane. Im Handb. d. prakt. Chirurg. 5. Aufl. Bd. 4. S. 827—964. 1922.

Stookey, B.: A study of bladder and rectal disturbances in spinal cord tumors. Arch. of neurol. a. psychiatry. Bd. 10, S. 519—531. 1923.

Streuli, H.: Die Wechselwirkung von inneren Sekreten usw. Zeitschr. f. Biol. Bd. 66, S. 167—228. 1916.

Strümpell, A.: Zur Kenntnis der sog. Pseudosklerose. Dtsch. Zeitschr. f. Nervenheilk. Bd. 54, S. 219 und der Fall S. 248. 1916.

Tappeiner: Über Einwirkung des Morphiums auf die Harnentleerung. Sitzungsber. d. Ges. f. Morphol. u. Physiol. 1889.

Troje: Beitr. zur Lokalisation der Großhirnrinde. Dtsch. med. Wochenschr. 1894, S. 103.

Trousseau: Clinique médicale de l'Hôtel Dieu. 8. Aufl. Bd. 2, S. 757. Paris 1894.

Turner, W. A.: On Hemisection of the spinal cord. Brain. Bd. 14, S. 496—522. 1891.

Ultzmann: Über Neuropathien des männlichen Harn- und Geschlechtsapparates. Wien. klin. Wochenschr. 1879. H. 5 und 6.

Versari: Ann. des malad. génito-urinaires. Bd. 15, S. 10. 1897.

Voelcker, F.: In Voelcker und Wossidlo: Urolog. Operationslehre. 2. Aufl. Leipzig 1924.

— und A. Lichtenberg: Die Gestalt der menschlichen Blase im Röntgenbilde. Münch. med. Wochenschr. 1905, Nr. 33.

Voelsch, M.: Beitrag zur Lehre von der Pseudosklerose. Dtsch. Zeitschr. f. Nervenheilk. Bd. 42, S. 335—352. 1911.

Vogt, C. und O.: Zur Lehre der Erkrankungen des striären Systems. Journ. f. Psychol. u. Neurol. Bd. 25, S. 627. 1920.

Vogt, E.: (1) Die Bekämpfung der postoperativen Urinverhaltung durch intravenöse Urotropininjektionen. Zentralbl. f. Gynäkol. 1921, Nr. 49, S. 1781.

— (2) Die intravenöse Urotropintherapie der Harnverhaltung. Münch. med. Wochenschr. 1924. Nr. 23, S. 737—739.

— (3) Erfahrungen mit der intravenösen Injektion von Cylotropin zur Bekämpfung der Harnverhaltung. Klin. Wochenschr. 1925. Nr. 1.

Wagner, J.: Über die ausdrückbare Blase. Wien. klin. Wochenschr. Bd. 5. Nr. 47. 1892.

Waldeyer, W.: Das Becken. Bonn 1899.

Walker, Thomson: The bladder in gunshot and other injuries of the spinal cord. Lancet 1917. S. 173—179.

Wallenberg: Anat. Anzeiger 1900.

Waltz, W.: Über die Blasensensibilität. Dtsch. Zeitschr. f. Nervenheilk. Bd. 74, S. 278 bis 284.

Weitz, W.: Über die Behandlung der Enuresis. Med. Klinik 1919. Nr. 31, S. 761—764.

— und Götz: Über die Pathogenese der Enuresis. Med. Klinik. 1918. Nr. 30, S. 729—732.

— und Sterkel: Über den Einfluß der Kälte auf die Gestalt des Magens. Med. Klinik. 1920. S. 980—982.

von Weizäcker, V.: (1) Die Entstehung der Herzhypertrophie. Ergebn. d. inn. Med u. Kinderheilk. Bd. 19. S. 377. 1920.

— (2) Über dynamische Untersuchungen zur Tonusfrage beim Menschen. Dtsch. med. Wochenschr. 1923. Nr. 49.

Wernicke: Ein Fall von Pons-Erkrankung. Arch. f. Psychiatrie. Bd. 7, S. 513—538. 1877.

Wesson, M. B.: Studies of the trigone. Journ. of urology. Bd. 4, S. 279—307. 1920.

Westphal, C.: Über eine dem Bilde der cerebrospinalen grauen Degeneration ähnliche Erkrankung usw. Arch. f. Psychiatrie. u. Nervenheilk. Nr. 14. S. 87. 1883.

Wickmann, J.: Die akute Poliomyelitis. Lewandowskys Handb. d. Neurol. Bd. 2, S. 849. 1911.

Wijnen, H. P.: Dénervation et dévascularisation de la vessie chez le chat et le chien. Arch. néerlandaises de physiol. Bd. 6, S. 221—249. 1922.

Wilson, K.: Progressive lenticuläre Degeneration. Lewandowskys Handb. d. Neurol. Bd. 5, S. 951. 1914.

Wlasow: Ber. der Kais. Univ. Kasan. 1903 (russisch). Ref. bei Bechterew: Nervenzentren Bd. 1, S. 290; ferner Zentralbl. f. Physiol. Bd. 18, S. 776. 1904 und Jahresber. f. Fortschr. d. Physiol. Bd. 12, S. 75. 1903.

Woitaschewski: Wratscher Gazet. Bd. 21, S. 255. 1914. Ref. Zentralorg. Bd. 5, S. 186.

Joung, H. u. Macht: A contribution to the physiology and pharmakology of the trigonum vesicae. Journ. of pharmakol. u. experim. therapeutics 22, p 329—354. 1924.

Zangemeister: Verschluß der weibl. Blase. Zeitschr. f. Gynäkol. Urol. Bd. 1, S. 79—81. 1909.

Zappert: J.: (1) Über eine ungewöhnliche gutartige Bulbäraffektion. Jahrb. f. Psychiatrie u. Neurol. Bd. 22, S. 128—140.

— (2) Enuresis. Ergebn. d. inn. Med. u. Kinderheilk. Bd. 18, S. 109—188. 1920.

von Zeißl, M.: (1) Über die Innervation der Blase. Pflügers Arch. f. d. ges. Physiol. Bd. 53, S. 560—575. 1893.

— (2) Weitere Untersuchungen über die Innervation der Blase. Pflügers Arch. f. d. ges. Physiol. Bd. 55, S. 569—578. 1894.

— (3) Über die entnervte Blase. Wien. klin. Wochenschr. 1896. S. 394—395.

— (4) Weitere Untersuchungen über die Innervation der Blase und der Harnröhre. Pflügers Arch. f. d. ges. Physiol. Bd. 89, S. 605—612. 1902.

Zimmermann, R.: Experimentelle Untersuchungen über die Empfindungen in der Schlunddrüse und im Magen, in der Harnröhre und in der Blase und im Enddarm. Mitt. a. d. Grenzgeb. d. Med. u. Chirurg. Bd. 20, S. 445—457. 1909.

Zuckerkandl: Zit. nach Pleschner S. 156.

Zuelzer, G.: Berlin. klin. Wochenschr. 1915, S. 1260.

Das autonome Nervensystem. Von **J. N. Langley,** Professor der Physiologie an der Universität zu Cambridge. **Erster Teil.** Autorisierte Übersetzung nach dem bisher fertiggestellten I. Teil des Werkes „The autonomical nervous system" von Dr. **Erich Schilf,** Privatdozent für Physiologie, Assistent am Physiologischen Institut zu Berlin. (73 S.) 1922. 2.10 Goldmark

Die Lebensnerven. Ihr Aufbau. Ihre Leistungen. Ihre Erkrankungen. **Zweite, wesentlich erweiterte Auflage** des **Vegetativen Nervensystems.** In Gemeinschaft mit zahlreichen Fachgelehrten dargestellt von Dr. **L. R. Müller,** Professor der Inneren Medizin, Vorstand der Inneren Klinik in Erlangen. Mit 352 zum Teil farbigen Abbildungen und 4 farbigen Tafeln. (625 S.) 1924. 35 Goldmark; gebunden 36.50 Goldmark

Ⓦ**Psychogenese und Psychotherapie körperlicher Symptome.** Von **R. Allers-Wien, J. Bauer-Wien, L. Braun-Wien, R. Heyer-München, Th. Hoepfner-Cassel, A. Mayer-Tübingen, C. Pototzky-Berlin, P. Schilder-Wien, O. Schwarz-Wien, J. Strandberg-**Stockholm herausgegeben von **Oswald Schwarz,** Privatdozent an der Universität Wien. Mit 10 Abbildungen im Text. (436 S.) 1925. 27 Goldmark; gebunden 28,50 Goldmark

Das Werk enthält u. a.:

Psychogene Miktionsstörungen. Von **O. Schwarz.**

I. Physiologie und Psychologie der Willkürmiktion.
Die willensmäßige Beherrschung und affektive Beeinflussung der Blase geht über den Tonus — Nervöse und vasomotorische Einflüsse — Unterschiede zwischen Willkürhandlung und Willkürmiktion.

II. Klinik der Miktionsstörungen.
Somatogene Blasenstörungen. — Psychogene Blasenstörungen. — Enuresis nocturna.

Monographien aus dem Gesamtgebiete der Neurologie und Psychiatrie

Herausgegeben von **O. Foerster-Breslau** und **K. Wilmanns-Heidelberg.**

Die Bezieher der „Zeitschrift für die gesamte Neurologie und Psychiatrie" sowie die des „Zentralblattes für die gesamte Neurologie und Psychiatrie" erhalten die Monographien mit einem Nachlaß von 10%.

Band 1: Über nervöse Entartung. Von Prof. Dr. med. **Oswald Bumke,** Freiburg i. B. 1912. Vergriffen.

Band 2: Die Migräne. Von **Edward Flatau,** Warschau. Mit 1 Textfigur und 1 farbigen Tafel. 1912. 12 Goldmark

Band 3: Hysterische Lähmungen. Studien über ihre Pathophysiologie und Klinik. Von Dr. **H. di Gaspero,** Graz. Mit 38 Figuren im Text und auf einer Tafel 1912. 8.50 Goldmark

Band 4: Affektstörungen. Studien über ihre Ätiologie und Therapie. Von Dr. med. **Ludwig Frank,** Zürich. 1913. 16 Goldmark

Band 5: Über das Sinnesleben des Neugeborenen. (Nach physiologischen Experimenten.) Von Dr. **Silvio Canestrini,** Graz. Mit 60 Figuren im Text und auf 1 Tafel. 1913. 6 Goldmark

Band 6: Über Halluzinosen der Syphilitiker. Von Privatdozent Dr. **Felix Plaut,** München. 1913. 5.60 Goldmark

Band 7: Die agrammatischen Sprachstörungen. Studien zur psychologischen Grundlegung der Aphasielehre. Von Prof. Dr. **Arnold Pick,** Prag. 1. Teil. 1913. 14 Goldmark

Band 8: Das Zittern. Seine Erscheinungsformen, seine Pathogenese und klinische Bedeutung. Von Prof. Dr. **Josef Pelnář,** Prag. Aus dem Tschechischen übersetzt von Dr. **Gustav Mühlstein,** Prag. Mit 125 Textfiguren. 1913. 12 Goldmark

Band 9: Selbstbewußtsein und Persönlichkeitsbewußtsein. Eine psychopathologische Studie. Von Dr. **Paul Schilder,** Leipzig. 1914. 14 Goldmark

Band 10: Die Gemeingefährlichkeit in psychiatrischer, juristischer und soziologischer Beziehung. Von Privatdozent Dr. jur. et med. **M. H. Göring,** Gießen. 1915. 7 Goldmark

Band 11: Postoperative Psychosen. Von Prof. Dr. **K. Kleist,** Erlangen. 1916. 1.80 Goldmark

Band 12: Studien über Vererbung und Entstehung geistiger Störungen. 1. Zur Vererbung und Neuentstehung der Dementia praecox. Von Prof. Dr. **Ernst Rüdin,** München. Mit 66 Figuren und Tabellen. 1916. 9 Goldmark

Band 13: Die Paranoia. Eine monographische Studie. Von Dr. **Hermann Krueger.** Mit 1 Textabbildung. 1917. 6.80 Goldmark

Band 14: Studien über den Hirnprolaps. Mit besonderer Berücksichtigung der lokalen posttraumatischen Hirnschwellung nach Schädelverletzungen. Von Dr. **Heinz Schrottenbach,** Graz. Mit Abbildungen auf 19 Tafeln. 1917. 6 Goldmark

Band 15: Wahn und Erkenntnis. Eine psychopathologische Studie. Von Dr. med. et phil. **Paul Schilder.** Mit 2 Textabbildungen und 2 farbigen Tafeln. 1918. z. Zt. vergriffen.

Fortsetzung siehe umstehende Seite!

Die mit Ⓦ bezeichneten Werke sind im Verlage von Julius Springer in Wien erschienen.